HUMANIZAÇÃO NO HOSPITAL DAS CLÍNICAS

A NOSSA HISTÓRIA

HUMANIZAÇÃO NO HOSPITAL DAS CLÍNICAS

A NOSSA HISTÓRIA

Izabel Cristina Rios

Núcleo Técnico e Científico de Humanização

Rede Humaniza do Hospital das Clínicas da Faculdade de Medicina da Universidade de São Paulo

2024

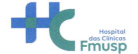

Humanização no Hospital das Clínicas – A Nossa História

Produção editorial, projeto gráfico, diagramação e capa: MKX EDITORIAL

© 2024 Editora dos Editores
Todos os direitos reservados. Nenhuma parte deste livro poderá ser reproduzida, sejam quais forem os meios empregados, sem a permissão, por escrito, das editoras.
Aos infratores aplicam-se as sanções previstas nos artigos 102, 104, 106 e 107 da Lei nº. 9.610, de 19 de fevereiro de 1998.

Editora dos Editores
São Paulo: Rua Marquês de Itu, 408 - sala 104
             Centro.
             (11) 2538-3117
Rio de Janeiro: Rua Visconde de Pirajá, 547 - sala 1121
             Ipanema.
             www.editoradoseditores.com.br

Impresso no Brasil
Printed in Brazil
1ª impressão – 2024

Este livro foi criteriosamente selecionado e aprovado por um Editor científico da área em que se inclui. A Editora dos Editores assume o compromisso de delegar a decisão da publicação de seus livros a professores e formadores de opinião com notório saber em suas respectivas áreas de atuação profissional e acadêmica, sem a interferência de seus controladores e gestores, cujo objetivo é lhe entregar o melhor conteúdo para sua formação e atualização profissional.
Desejamos-lhe uma boa leitura!

Dados Internacionais de Catalogação na Publicação (CIP)
(Câmara Brasileira do Livro, SP, Brasil)

Humanização no hospital das clínicas : a nossa história / textos e edição de conteúdo Izabel Cristina Rios. -- 1. ed. -- São Paulo : Editora dos Editores, 2024.

Vários colaboradores.
Bibliografia.
ISBN 978-65-6103-046-5

1. Hospital das Clínicas da Faculdade de Medicina da Universidade de São Paulo 2. Humanização dos serviços de saúde 3. Humanização nos atendimentos à saúde I. Rios, Izabel Cristina.

24-222237   CDD-362.19892

Índices para catálogo sistemático:
1. Humanização dos serviços de saúde : Bem-estar social   362.19892

Aline Graziele Benitez - Bibliotecária - CRB-1/3129

Textos e edição de conteúdo

Izabel Cristina Rios

Pesquisa de conteúdo da Rede Humaniza FMUSPHC, figuras e imagens

Nathalia Mantovani Monteiro e Mário Celso Ferretti Jr.

Entrevistados e responsáveis pelo conteúdo dos projetos da Rede Humaniza FMUSPHC (em ordem alfabética)

CSEB: Ademir Lopes Junior
HAS: Ana Cristina Ferreira Lyra e Milton Hanashiro
HU: Tatiane Felix Teixeira
ICHC: Cláudia Fernandes Laham, Katia Cilene Oliveira da Silva, Neusa Rodrigues de Souza Silva, Rozany dos Santos e Wilson Jacob Filho
ICESP: Maria Helena da Cruz Sponton
ICr: Jussara Siqueira de Oliveira Zimmermann
IMREA: Júnia Galvão Ammirati, Linamara Rizzo Battistella e equipe multidisciplinar do IMREA Lapa
InCor: Vera Lúcia Bonato
InRad: Luciana Paula de Souza Martins, Roberta Mari de Oliveira Pereira Gessolo e Robson Luiz de Souza e Kátia Brito de Araújo
IOT: Ana Lucia Lei Munhoz Lima, Juliana Martins de Freitas, Kátia Campos dos Anjos, Miriam de Fátima Angélico Vieira Santos, Priscila Rosalba Domingos de Oliveira e Vladimir Cordeiro de Carvalho
IPq: Ilse de Carvalho Salles Vasconcelos, Julieta Magalhães, Lúcia Helena Grando e Wagner Farid Gattaz
LIM: Cláudia Aparecida de Quadros

Agradecimentos

À Professora Dra. Eloisa Silva Dutra de Oliveira Bonfá – Diretora Clínica durante os 10 anos do Núcleo de Humanização – que, ao defender a importância dessa área e lhe dar efetivo apoio intelectual e administrativo, mais do que dar as bases técnicas e materiais para o desenvolvimento da humanização, sustentou entre nós a motivação, o entusiasmo e a força dos valores humanos na missão do Hospital das Clínicas.

Ao Professor Dr. Edivaldo Massazo Utiyama – na época, Vice-diretor Clínico – que, desde sua chegada à Diretoria Clínica do Hospital das Clínicas, tem participado do trabalho do Núcleo de Humanização oferecendo reflexões, ideias e meios para o encontro de bons caminhos para a concretização dos projetos.

Ao Engenheiro Antônio José Rodrigues Pereira – superintendente do Hospital das Clínicas – que nos mostrou ser possível aproximar a "matéria sutil" da humanização à concretude dos desafios da administração desse grande hospital, fortalecendo os projetos de humanização junto à sua equipe de gestores.

À Dra. Elizabeth de Faria – na época, Chefe de Gabinete da Superintendência – que foi, durante todo esse tempo, parceira em muitos projetos de humanização e em muitas conversas sobre a "natureza humana" que, quando a favor de bons propósitos, possibilita a harmonia entre as pessoas.

À Comissão de Humanização do Hospital das Clínicas, nas pessoas de:
Ademir Lopes Junior (CSEB)
Ana Cristina Ferreira Lyra (Ouvidoria Geral do HC)
Cláudia Aparecida de Quadros (LIM)
Eduardo Tenório (Representante dos Pacientes)
Ilse de Carvalho Salles Vasconcelos (IPq)
Jacqueline Quaquarini Galli (Núcleo de Gestão de Pessoas)
Júnia Galvão Ammirati (IMREA)
Jussara Siqueira de Oliveira Zimmermann (ICr)

Katia Cilene Oliveira da Silva (ICHC)

Roberta Mari de Oliveira Pereira Gessolo (InRad)

Maria Helena da Cruz Sponton (ICESP)

Marta Eloisa Araújo (HAS)

Massayuki Yamamoto (Superintendência)

Miriam de Fátima Angélico Vieira Santos (IOT)

Tatiane Felix Teixeira (HU)

Terezinha Simões da Cruz (Diretoria Clínica)

Vera Lúcia Bonato (InCor)

Reconhecemos e agradecemos o apoio constante, a colaboração e o compartilhamento de experiências que multiplicam e fortalecem a humanização na vida institucional.

A todas as áreas parceiras nos projetos do Núcleo de Humanização, Diretorias Executivas dos Institutos, Núcleos da Superintendência e da Diretoria Clínica, pela atenção e suporte dedicado à nossa equipe.

Ao fotógrafo Andre François que, com o talento do olhar e a técnica no uso de suas lentes, registrou momentos de distraída beleza da vida cotidiana do nosso hospital, alguns deles presentes nas páginas deste livro.

"Nossas escolhas, nossas palavras, nossos atos e, portanto, o mundo em que vivemos, dependem de nossos pensamentos. Tudo se decide no espírito.

Se seus pensamentos determinam todas as suas escolhas, eles também criam sua vida, seu mundo. [...]

Os estoicos dizem que nossos pensamentos, representações, julgamentos são a única coisa que realmente temos em nosso poder.

À primeira vista, isso parece pouco, mas se considerarmos bem as coisas, a força que daí poderíamos ter sobre nossos pensamentos permitiria uma libertação de todos os aspectos de nossa vida.

Somos, primeiro, responsáveis pelo que pensamos. Mas responsabilidade implica liberdade. Ora, nada mais difícil do que conquistar a liberdade de pensar, escapar do automatismo inconsciente das representações e das emoções. É muito mais cômodo voltar-se para o "mundo externo" do que se tornar senhor de si, da própria experiência de vida, aqui e agora.

O pensamento automático ou o pensamento parasita, a que nos submetemos, impede-nos de viver no instante, perceber o momento e ser feliz. Não nos deixa viver nossa própria vida. Daí ser tão importante conquistar a liberdade de pensar!"

Pierre Lèvy[1]

---

[1] Lèvy, P. O fogo libertador. São Paulo: Iluminuras, 2007, p.25.

Prefácio 1

A partir da segunda metade do século XX, os avanços tecnológicos vêm sendo aplicados na área da saúde em todos os níveis de atenção. Consequentemente, presenciamos o crescimento exponencial do conhecimento científico, tornando o tratamento mais efetivo e aumentando a esperança dos doentes. Entretanto, a doença passou a ser interpretada como um desvio de variáveis biológicas em relação ao normal, sendo considerada como um fenômeno biológico de causa-efeito. Desde então, aumentou a tendência de o corpo humano ser analisado como uma máquina, minimizando os aspectos sociais, psicológicos e comportamentais. Com a introdução da tecnologia digital o mundo tornou-se mais acelerado e a relação entre os humanos se transformou. Se por um lado intensificou os meios de comunicação, por outro, muitas vezes nos faz esquecer da importância de cultivar relações humanas autênticas e significativas. Os estudos mostram que metade dos eventos adversos intra-hospitalar ocorrem devido a comunicação inapropriada e a falta do trabalho em equipe. A dimensão humana física, psicológica, cultural e social, assim como os padrões e as variabilidades na comunicação verbal e não-verbal, precisam ser considerados nas relações entre os profissionais da saúde e destes com os doentes e familiares, pelos que almejam a assistência de excelência.

Nesse contexto, é extremamente honrosa a deferência que a nós foi concedida pela Professora Izabel Cristina Rios, convidando-nos para escrever o prefácio do livro intitulado *Humanização no Hospital das Clínicas: a nossa história*.

A Professora Izabel relata as visões plurais sobre o humano que se manifesta nas relações entre as pessoas, os sentidos atribuídos à humanização e as vivências pessoais de sua manifestação nos institutos que compõe o complexo do Hospital das Clínicas da Faculdade de Medicina da Universidade de São Paulo (HCFMUSP). O livro registra a história recente da humanização no HC, que começa com a criação da Rede Humaniza FMUSPHC em 2009, segue com a implantação do Núcleo Técnico e Científico de Humanização, em 2012, e destaca a relevância da humanização como diretriz de desenvolvimento institucional para o HCFMUSP, a partir do evento de planejamento estratégico "FMUSP 2020", que elegeu este tema como um dos seis eixos de desenvolvimento organizacional para dez anos. Marcos históricos da mudança de uma situação institucional na qual as ações de humanização eram localizadas e desconexas entre si, para uma situação de orientação corporativa, alinhamento conceitual e metodológico, e desenvolvimento sistêmico, integrado e capilarizado dentro de parâmetros mais ou menos comuns a todos.

Aos leitores, digo que este livro reúne reflexões, histórias e exemplos de como a humanização pode transformar nossas vidas e o mundo ao nosso redor. Um exemplo marcante foi a participação do Núcleo de Humanização na linha de frente da pandemia da SARS-CoV-2 com foco no cuidado dos pacientes e colaboradores. Desde pequenos gestos de gentileza até iniciativas sociais mais amplas, a humanização está presente em diversas esferas da vida e pode fazer a diferença em nossa felicidade, saúde mental e bem-estar, contribuindo com subsídios para a reflexão da atuação clínica contemporânea sob a ótica da humanização da atenção à saúde. Através das páginas deste livro, você encontrará inspiração e orientação para incorporar a humanização em sua vida diária e, assim, criar um mundo mais justo, amoroso e inclusivo. Esta obra é uma fonte de inspiração e motivação para você construir um mundo mais humano e acolhedor.

Parabéns aos colaboradores deste livro por compartilharem sua experiência e aprendizados conosco!

Edivaldo M. Utiyama
Diretor Clínico do HCFMUSP

Eloísa Silva Dutra de Oliveira Bonfá
Diretora da FMUSP

Prefácio 2

O Hospital das Clínicas da Faculdade de Medicina da Universidade de São Paulo (HCFMUSP) tem, em seu DNA, a busca pela melhor qualidade na prestação dos serviços de atenção à saúde. Para além da melhor terapia que se pode oferecer, do embasamento científico aplicado, da busca pela cura de doenças, a medicina tem a missão fundamental de promover bem-estar para o paciente. Assim, a jornada percorrida em uma unidade hospitalar, em momento de vulnerabilidade e muitas vezes de dor, faz total diferença no seu tratamento e/ou acompanhamento.

A humanização na atenção à saúde é comprovadamente benéfica, não só para o paciente, mas para a eficiência e sustentabilidade do atendimento, especialmente quando se trata de um serviço do Sistema Único de Saúde (SUS). Não por sorte, mas por muito trabalho e dedicação, o HCFMUSP entendeu cedo a importância dessa assertiva e se tornou referência não só por oferecer o que há de mais avançado em medicina para seus pacientes de alta complexidade, mas por dedicar esforços nas frentes de humanização, por meio do trabalho incansável e competente realizado pela Professora Dra. Izabel Cristina Rios e toda a equipe do Núcleo de Humanização e da Rede Humaniza FMUSPHC.

O Núcleo de Humanização faz parte do plano de gestão clínica do HCFMUSP, bem como conta com todo o respaldo da gestão administrativa. Ter este suporte faz toda a diferença na execução e sucesso do seu trabalho. Não à toa, o *feedback* dos pacientes sobre o nosso atendimento é um dos melhores no âmbito do serviço público. Prova desta afirmação é o resultado da última pesquisa "CVA Medicina Diagnóstica", publicada em 2022, segundo a qual o HCFMUSP foi eleito o melhor hospital público do Brasil e obteve a 4ª (quarta) colocação no quesito "Valor Percebido e Força da Marca" entre os serviços públicos e privados. Na capital paulista, o HCFMUSP é bem avaliado por mais de 86% dos usuários de hospitais, nas diversas faixas de renda.

Esses resultados são frutos do trabalho, a diversas mãos, de uma equipe comprometida com a vida, com a ciência e com o ser humano. É um orgulho enorme fazer parte desta História e ter, ao nosso lado, profissionais dedicados, empáticos e sensíveis às dores do corpo e da alma, e com capacidade de amenizá-las com gestos que podem parecer simples, mas confortam o coração e comprovadamente auxiliam na recuperação e no prognóstico dos nossos pacientes.

Engenheiro Antonio José Pereira
Superintendente do HCFMUSP

Um olhar sobre a humanização e a sua história no HCFMUSP

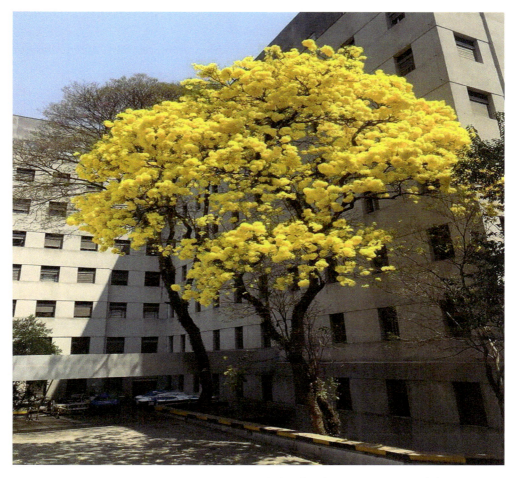

Ipê amarelo localizado no Instituto Central do HCFMUSP.
Foto: NH.

"When we are sick, injured, or facing an existential life crisis, our greatest human need is loving kindness and compassion in response to our vulnerability and suffering. One of us (MB) has previously described her first hand experience of the difference such care can make1:

In shock, I am admitted to a cancer hospital. Treatment must necessarily be aggressive. I am terrified. Will I die? I am so alone, but trying to be brave. A doctor in a white coat sits down and asks why I am there. When I tell him he encloses my hand with both of his. Instantly, I am encased in warmth, comfort, compassion.

Unconvincingly I say, "I'm not nervous."

"That's all right," he replies, "I'm enjoying it!"

We both laugh. And I leave my hand there. The encounter stays with me; I revisit it whenever I need the healing touch of a human hand.

Years later I am overjoyed to tell him what his kindness meant to me. But he can never really know how much, or the depth of my gratitude."

Robin Youngson, Mitzi Blennerhassett[1]

Em poucas palavras, humanização no cuidado à saúde é a experiência intelectual e afetiva que se realiza por meio da presença humana que cuida e conforta aquele que adoece e sofre, invocando em ambos a manifestação de qualidades humanas elevadas como a compaixão e a gratidão.

Humanização é a arte do encontro em rede de afetos.

No Brasil, humanização virou política pública de governo mas, propositalmente, começo a narrativa da nossa história da humanização no Hospital das Clínicas (HC) com o editorial da edição de Natal da revista BMJ, intitulado *"Humanising healthcare"*, aludindo ao que, em várias partes do mundo, se entende por humanização, ou seja, valores humanos essenciais para o bom cuidado à saúde. Com essa atitude, revelo ao leitor uma escolha intelectual de abordagem do tema da humanização que foi se consolidando no meu trabalho no Hospital das Clínicas da Faculdade de Medicina da Universidade de São Paulo (HCFMUSP). E aproveito para delimitar o escopo deste livro, que tem por objetivo contar uma história da humanização no HC, sem a intenção de dar conta do período histórico anterior ao recorte de tempo relativo à minha atuação na área. Igualmente, não pretende dar conta de tantas outras leituras e pontos de vista diferentes dos meus sobre a humanização, os quais deixo aos seus autores ou simpatizantes a tarefa de torna-los públicos.

Ações de humanização começaram a ser realizadas no Hospital das Clínicas muito antes de se tornar programa ou política de governo. Há muito tempo, de forma espontânea, professores e colaboradores tomaram a iniciativa de incluir o tema nas pautas de gestão e nas ações assistenciais nos seus setores. No começo dos anos 2000, sob a influência do Programa Nacional de Humanização Hospitalar, do Ministério da Saúde[1], foi criado o Comitê de Humanização do Hospital das Clínicas – dentro do Comitê de Bioética –, reunindo pessoas dos diversos institutos e da faculdade de medicina. Em 2009, na vigência da Política Nacional

---

[1] *"Quando estamos doentes, feridos ou enfrentando uma crise existencial na vida, nossa maior necessidade humana é a bondade amorosa e a compaixão em resposta à nossa vulnerabilidade e sofrimento. Mitzi descreveu anteriormente sua experiência em primeira mão sobre a diferença que esse cuidado pode fazer: em estado de choque, fui internada em um hospital de câncer. O tratamento seria necessariamente agressivo. Estava apavorada. Será que ia morrer? Estava tão sozinha, mas tentando ser corajosa. Um médico de jaleco branco se sentou e perguntou por que eu estava ali. Quando lhe disse, ele segurou minha mão com as suas. Instantaneamente, senti-me envolta em calor, conforto e compaixão.*
De forma pouco convincente, disse: "Não estou nervosa".
"Não tem problema", ele respondeu, "estou gostando!".
Nós dois rimos. E deixei minha mão na dele.
O encontro permanece comigo; eu o revisito sempre que preciso do toque curativo de uma mão humana.
Anos depois, fico muito feliz em contar a ele o que sua gentileza significou para mim. Mas ele nunca saberá realmente o quanto, ou a profundidade da minha gratidão." (Tradução livre do editorial de Natal do British Medical Journal de 2016 em: BMJ 2016;355:i6262)

de Humanização[2], também do Ministério da Saúde, foi criada a Rede Humaniza FMUSPHC e, em 2012, o Núcleo Técnico e Científico de Humanização (NH).

Neste livro, apresento ao leitor a história mais recente da humanização no HC, que tem como referência o Núcleo de Humanização e a Rede Humaniza enquanto marcos históricos do seu desenvolvimento institucional. Nesse pedaço de história, ações de humanização que, antes da criação dessas instâncias, eram localizadas e desconexas entre si, passaram a compor um cenário corporativo construído por alinhamentos conceituais e metodológicos que permitiram o desenvolvimento da humanização de modo sistêmico, integrado e capilarizado dentro de parâmetros mais ou menos comuns a todos.

Meu trabalho, na linha do tempo, começou em 2009, época em que a Professora Dra. Linamara Rizzo Battistella me deu a tarefa de criar uma rede de humanização com os institutos e uma política para o seu desenvolvimento. Três anos depois, a Professora Dra. Eloisa da Silva Dutra Bonfá assumiu a Diretoria Clínica do hospital e ampliou a tarefa, propondo a criação do Núcleo de Humanização – um projeto inovador que, ao longo desses anos, contou com o seu constante e substancial apoio sem o qual não teria alcançado sucesso.

Para o leitor ter uma ideia dessa empreitada, apresento-lhe um pouco do Hospital das Clínicas. O HC é o protagonista do Sistema FMUSPHC, uma organização pública de ensino, pesquisa e assistência à saúde no Estado de São Paulo formado pela Faculdade de Medicina da Universidade de São Paulo, o Complexo Hospital das Clínicas (oito institutos e um hospital auxiliar)[2], duas fundações de apoio, Instituto de Medicina Tropical, Hospital Universitário (HU), sessenta e dois Laboratórios de Investigação Médica (LIMs), Centro de Saúde-Escola, Centro de Medicina Nuclear, e Núcleo de Terapia Celular e Molecular.

O HC é o maior complexo hospitalar da América Latina e seus números hiperbólicos podem ser vistos no Quadro 1.

Quadro 1. Números do HCFMUSP em 2022

Referência	Número
Colaboradores	20.000 funcionários e 3.000 terceirizados
Atendimentos de urgência e emergência	113.000
Consultas ambulatoriais	926.000
Internações (saídas hospitalares)	61.500
Cirurgias	33.297
Exames de imagem	682.000
Exames de laboratório	11.000.000
Alunos matriculados nos cursos de medicina, fisioterapia, fonoaudiologia e terapia ocupacional	1.800
Alunos matriculados em mestrado e doutorado	2.100
Alunos matriculados em programas de residências médica e multiprofissional	1.900

Fonte: Relatório de Atividades HCFMUSP 2022 (2022, p. 4-5)

---

[2] Na ocasião da criação do Núcleo e da Rede de Humanização, o HCFMUSP contava com 8 institutos e 1 hospital auxiliar. A partir de 2022, passou a contar com 9 institutos.

Estes números atestam o volume e a complexidade de relações humanas cotidianas que por si só já seriam suficientes para justificar a temática da humanização no HC, mas que, para além desses números, também apresenta outras características que a reivindicam. O HC foi inaugurado em 1944 e é formado por institutos antigos juntamente com institutos mais recentes, fato que lhe determina um mosaico de experiências de atenção e gestão, ou mesmo de subculturas institucionais particulares. A humanização em dimensão corporativa, assim como outras estratégias de integração do sistema, tem o papel de equalizar aspectos específicos das relações de trabalho e de cuidado, contribuindo para a qualidade dessas práticas[4]. Por exemplo, no âmbito do trabalho em saúde, a humanização fortalece práticas dialógicas de gestão que diminuem conflitos e promovem relações humanas de melhor qualidade e de impacto para a boa assistência à saúde. Além disso, determinam ambientes laborais menos tensos, diminuindo o sofrimento psíquico ocupacional dos profissionais da saúde. No âmbito do cuidado à saúde das pessoas, a humanização prepara os profissionais para a abordagem psicossocial que complementa a abordagem biológica dos fenômenos da saúde e da doença, ambas imprescindíveis para o cuidado humanizado e resolutivo.

Sendo egressa da Faculdade de Medicina da Universidade de São Paulo (FMUSP), conhecia bem o Hospital das Clínicas, hospital-escola da minha formação médica e das minhas primeiras indagações sobre a condição humana. Se, por um lado, já tinha familiaridade com o hospital, por outro, tinha também experiência e algum percurso no campo da humanização, pois antes de vir trabalhar no HC, trabalhei por vários anos na Secretaria de Estado da Saúde de São Paulo, desenvolvendo projetos, pessoas e grupos de trabalho de humanização.

Voltei à Casa de Arnaldo – como chamamos a nossa faculdade, em memória ao seu fundador, o médico Dr. Arnaldo Vieira de Carvalho – e ao HC como quem volta de uma longa viagem com saudades e vontade de saber como estão as coisas e as pessoas em casa. Então, comecei meu trabalho ouvindo as vozes que falavam da humanização. E eram muitas e diferentes vozes... Algumas entusiasmadas, outras nem tanto, e ainda outras desinteressadas do tema. Por meio de entrevistas e grupos focais com gestores, trabalhadores, alunos, professores e pacientes, busquei as visões plurais sobre o humano que se manifesta nas relações entre as pessoas, os sentidos atribuídos à humanização e às vivências pessoais de sua manifestação ou ausência. Com esses dados foi possível fazer um primeiro diagnóstico situacional do que se pensava sobre "humanização" e sua prática.

Observei uma polissemia intensa de conceitos, opiniões e até preconceitos. O termo "humanização" recebia muitas críticas porque, do modo como posto pela PNH, parecia soar como um insulto aos profissionais que, então, precisariam ser "adestrados". O termo também parecia ser muito laico e apelativo, não compondo o vocabulário gerencial nem a linguagem acadêmica. Por outro lado, mesmo entre os simpatizantes do tema, observei que faltava à instituição um conceito de humanização que representasse um consenso coletivo e que, de alguma forma, fizesse sentido para a maioria das pessoas. A falta desse conceito era um forte empecilho para o desenvolvimento de um projeto de humanização hospitalar que se pretendia autêntico e necessário.

Outro empecilho à implantação de um projeto de humanização corporativo era a falta de uma estrutura de gestão corporativa mais robusta. Dentro do Comitê de Bioética do HC havia um grupo de pessoas que formava um colegiado que se reunia periodicamente para discutir temas da humanização e, eventualmente, organizar alguma atividade correlata.

Não obstante o compromisso pessoal de seus integrantes, enquanto estrutura, esse colegiado era insuficiente para desenvolver a humanização no HC em sua proporção e complexidade. Somava-se a essa situação de fragilidade organizativa da humanização, o ainda pouco conhecimento do assunto por parte de vários gestores e, consequentemente, os escassos investimentos humanos e materiais para o seu desenvolvimento corporativo.

Além desses obstáculos – e talvez por decorrência deles – também chamava a atenção o fato de que muitas das ações ditas de humanização tinham a finalidade de entretenimento e, mesmo quando eram ações mais substantivas, dificilmente conseguiam orientar transformações de impacto institucional[5].

Dessa "escuta ativa" da instituição, e contando inicialmente com a ajuda de três profissionais, uma do Instituto de Radiologia (Valéria de Souza), uma do Instituto do Coração (Polyanna Lucinda Bossi) e um do Instituto de Medicina Física e Reabilitação (Fábio Pacheco Muniz de Souza e Castro) – todos vinculados às diretorias executivas dos institutos – traçamos duas linhas paralelas de ação para iniciar o desenvolvimento corporativo da humanização: uma com foco na divulgação da humanização; e outra com foco na criação de metodologia de gestão da humanização. Por um lado, a ideia era criar espaços de conversa sobre humanização e como colocá-la em prática no dia-a-dia junto às equipes. Por outro, a ideia era profissionalizar a gestão da humanização, dando-lhe especificidade técnica capaz de legitimá-la junto aos gestores do hospital. A estes, a intenção era desfazer concepções equivocadas e apresentar-lhes uma proposta metodológica que redimensionasse a humanização no cenário assistencial com o propósito de melhorar a qualidade do cuidado aos pacientes e a sua experiência no hospital. A humanização não seria mais tão somente as festinhas, as campanhas de donativos ou a apresentação do coral nos dias comemorativos, mas ações desenhadas, executadas e monitoradas por indicadores, como parte do cuidado, como parte das estratégias de gestão para a qualidade hospitalar, como boas práticas de relacionamento da instituição com seus usuários, colaboradores e comunidade extramuros.

A construção do conceito de humanização que hoje adotamos começou nesse início de percurso e foi sendo lapidado nos anos subsequentes em grupos de estudo ou de pesquisa formados por profissionais e estudantes da faculdade e do hospital. Ao longo do tempo, cultivamos a prática de estudar, compartilhar e discutir autores da filosofia, da psicologia, da bioética e de outras áreas disciplinares afins. Além do trabalho desses grupos, aprofundou-se a abordagem da humanização com a análise de experiências do HC, o exame de material produzido na FMUSP, as diretrizes das políticas públicas federal e estadual de humanização e algumas concepções internacionais de temas correlatos ao cuidado humanizado, ou ao que chamam de *comprehensive care*. Tomamos como referência autores que entendem a humanização como conjunto de valores humanísticos constituintes da ética do cuidar e os modelos assistenciais centrados no paciente, como discuto adiante nesta introdução. Mais recentemente, também consideramos aportes da área da administração no segmento da gestão da qualidade hospitalar, com particular atenção à definição de "experiência do paciente". Desse investimento interdisciplinar, construiu-se um conceito de humanização com sustentação teórica e repercussão prática. Um conceito aglutinador que, hoje, parece fazer sentido para a maioria de nós, profissionais da saúde, colaboradores e pacientes do Hospital das Clínicas, fornecendo os fundamentos teóricos necessários aos vários projetos, ações e iniciativas de humanização apresentados neste livro.

No amplo espectro de conhecimentos e saberes interdisciplinares levados a efeito nessa empreitada, para nós, a humanização pode ser compreendida como valores que norteiam o comportamento das pessoas colocados em prática por meio de ações que promovem boa comunicação, compromissos éticos, responsabilidades compartilhadas e condutas que melhoram as relações entre as pessoas na assistência à saúde, no ambiente de trabalho, na gestão dos serviços, e no ensino em saúde[6]. A humanização é um *ethos* cujas dimensões axiológica e metodológica orientam as pessoas e a instituição sobre um determinado modo de realizar a missão de cuidar da saúde. E, nesse sentido, o Hospital das Clínicas criou o seu jeito humanizado de ser, respeitando e valorizando sua história, sua identidade e suas aspirações. Do ponto de partida ao ponto de chegada a esse conceito de humanização, percorremos um caminho reflexivo no tempo, na literatura adstrita e na história, sobre o qual ofereço agora ao leitor alguns apontamentos referentes aos principais elementos constitutivos desse pensamento próprio.

O surgimento do termo "humanização" vinculado a iniciativas de mudanças na assistência à saúde, assim como das resistências que enfrentou, tem origem nas contradições do Sistema Único de Saúde (SUS) que, desde sua criação em 1988, é um sistema polimorfo que, a depender de onde, quando, e sob influência de quem está no poder, promete um resultado bem diferente daquele que de fato entrega aos cidadãos. O SUS, como política de estado de caráter protetivo à vida e à saúde das pessoas, foi criado sob forte influência da primeira carta de Declaração dos Direitos Humanos Universais, definindo os princípios humanísticos da universalidade, equidade, integralidade e participação social como norteadores de práticas de saúde e de cidadania. Pouco mais de dez anos de sua criação, em 2003, uma avaliação dos serviços públicos de saúde realizada pelo Ministério da Saúde em consulta a usuários, gestores e trabalhadores, constatou que, apesar da intenção humanista idealizada para o SUS, na realidade, situações bastante desumanizantes eram comuns nos serviços de saúde. Situações cotidianas que naturalizavam a desumanização dos serviços podiam ser observadas nas longas filas de espera dos pacientes, nos comportamentos desrespeitosos entre pacientes e funcionários, na falta de sensibilidade para com o sofrimento humano, na falta de espaço de participação dos pacientes nas decisões terapêuticas e dos funcionários na organização do seu trabalho, na precarização das condições de trabalho, incluindo degradação dos ambientes e das relações entre as pessoas, além do amadorismo na gestão dos serviços[7].

Em 2004, o Ministério da Saúde lançou a Política Nacional de Humanização (PNH), com a manifesta intenção de corrigir falhas do sistema e melhorar a qualidade assistencial no SUS, atuando principalmente nos modelos de gestão dos serviços, tidos como centralizadores e pouco abertos à participação de pacientes, colaboradores e comunidade. Cartilhas de humanização foram criadas e amplamente divulgadas, dando ênfase a dispositivos de construção de grupalidade, de gestão participativa, de cogestão e de colegiados, enquanto instâncias que mudariam as práticas de saúde e de gestão nas instituições. Entretanto, apesar de ter sido lançada com forte entusiasmo, a PNH contou com um modesto apoio governamental, sobrevivendo às custas de pessoas de diversos cantos do Brasil que militavam pela PNH com verdadeira convicção. A relevância desse movimento de simpatizantes da PNH pode ser conferida na plataforma digital "Rede HumanizaSUS" que, não sendo governamental manteve-se, inclusive, depois da desmobilização e do corte de recursos da PNH em 2016.

Não obstante os percalços da PNH, fato é que, sob diversos aspectos, a humanização tornou-se presente nos serviços de saúde não só públicos como privados, fortemente associada à ideia de uma assistência que respeita o paciente como pessoa em sua dimensão física, psíquica e espiritual. O cuidado humanizado confronta-se com práticas assistenciais protocolares, reduzidas ao modelo queixa-conduta, cujo foco na doença (e não na pessoa doente) determina atendimentos nos quais se subtrai o ato de cuidar da pessoa como ser de valores, necessidades e expressões anímicas singulares, reservando-lhe atos prescritivos orientados por padrões epidemiológicos ou, na melhor das hipóteses, orientados por determinantes sociais na sua dimensão coletiva e dessubjetivante.

No ambiente hospitalar, essa situação é ainda mais marcante. Tradicionalmente, o hospital é local de densidade tecnológica e atendimento de casos de maior gravidade. O rigor técnico e a complexidade desses casos desviam a atenção dos profissionais da saúde para seus aspectos biológicos, diminuindo sua atenção às outras dimensões existenciais do paciente e abrindo caminho para o fenômeno da coisificação do outro. Tomado como objeto de atenção, o organismo do paciente torna-se mais relevante que a pessoa do paciente em um dos modos mais comuns de desumanização observado desde suas primeiras problematizações.

Na contramão dessa tendência, a humanização reabilitou o princípio fundamental do reconhecimento do paciente em sua experiência existencial única e singular e a necessidade de ele participar autonomamente do processo do cuidado. E com esse princípio que qualifica a assistência, a humanização foi se incorporando nas reivindicações de pacientes e de profissionais da saúde, nos discursos institucionais e, mais ainda, no modo de pensar das pessoas e no seu agir, impregnando a própria cultura da saúde.

Enquanto no Brasil, o termo "humanização" adquiriu relevante papel na crítica ao modelo reducionista de assistência à saúde, no cenário internacional, raramente se usou esse termo para as transformações assistenciais que ocorreram a partir da mesma crítica. Longe de ser um problema da medicina brasileira, a desumanização da assistência vem sendo tematizada desde os anos 1950, nas premissas da medicina integral nos Estados Unidos da América, e, nos anos sucessivos, em vários outros países, nas abordagens assistenciais centradas no paciente[8]. Foram criados modelos de atenção e de gestão que, não obstante não fazerem qualquer referência ao termo "humanização", refletem bem o que se espera de um cuidado humanizado em qualquer lugar. Paradigmática entre vários exemplos dessa natureza é a Medicina Centrada no Paciente. Mais ou menos na mesma época em que aqui surgiram os primeiros acordes da humanização, nos anos 1990, no Canadá, falava-se de Medicina Centrada no Paciente enquanto um modelo assistencial mais inclusivo das dimensões psicossociais dos pacientes e mais atento aos aspectos éticos da sua autonomia, do consentimento livre e esclarecido e da decisão compartilhada. Mais recentemente, esse modelo de referência foi adotado em diversos países, entre os quais, por exemplo, no sistema de saúde britânico, o *National Health System,* no formato de Cuidado Centrado no Paciente[9]. Entre nós, esses modelos de atenção são paradigmáticos do cuidado humanizado porque abordam a pessoa como um todo – e não só o seu organismo - com particular interesse aos aspectos relacionais e éticos das práticas assistenciais.

Não obstante os modelos centrados no paciente serem atualmente bem conhecidos, sua implantação em âmbito corporativo ainda encontra diversas barreiras, entre as quais algumas delas se destacam. Por exemplo, no tocante à equipe de saúde, a maior parte dos profissionais foi formada – e ainda o é – na visão focada na doença e nos seus aspectos biológicos, com pouca desenvoltura nas competências humanísticas necessárias para a atuação centrada no paciente. Outra barreira se refere ao fato de que os modelos centrados no paciente exigem maior integração de saberes disciplinares e multiprofissionais. Embora a interdisciplinaridade, nos últimos anos, venha sendo cada vez mais reivindicada no cotidiano assistencial, ainda ocorre de modo insuficiente para os modelos centrados. Soma-se a essas condições a natureza do trabalho hospitalar, cujas exigências cognitivas e emocionais são por si só fatores psicossociais do trabalho fortemente ligados ao estresse ocupacional que impacta diretamente na relação dos profissionais da saúde com os pacientes. Prevalente entre profissionais da saúde e particularmente entre aqueles que atuam em áreas críticas, como prontos-socorros e unidades de terapia intensiva, o estresse ocupacional crônico e o esgotamento emocional decorrente deles estão associados a comportamentos de distanciamento afetivo, frieza, falta de paciência e desinteresse do profissional da saúde pelo contato com o outro, reduzindo sua atuação ao exato cumprimento mecanizado de tarefas dentro dos padrões técnicos de rotina, mas prescindindo do contato humano necessário ao cuidado humanizado, este impossibilitado pela própria condição de (não) saúde do profissional[10].

No tocante à gestão dos serviços, observa-se que as barreiras também se devem à falta de organização do trabalho de modo mais participativo e à falta de comunicação ágil, transparente, transversal e efetiva na corporação como um todo. Considerando a inclusão do ponto de vista do paciente na gestão dos serviços de saúde, no cenário internacional, e mais precisamente no contexto assistencial norte-americano, desenvolveu-se uma outra linha de atuação para a qualidade do atendimento que, indiretamente, se relaciona ao cuidado humanizado no que se consagrou chamar de "experiência do paciente". Sumariamente, a experiência do paciente é um conjunto de procedimentos de gestão de qualidade assistencial que visa a identificar as expectativas e demandas dos pacientes a fim de proporcionar-lhes uma vivência de cuidado o mais próximo possível a elas. Essa vertente de trabalho se aproxima da humanização no sentido de que inclui a dimensão da gestão dos processos do cuidar como fator de impacto no resultado do cuidado. A humanização, na medida que aprofundou a investigação dos fatores que determinavam as situações desumanizadoras supracitadas e outras, identificou características de gestão diretamente ligadas a essas ocorrências em razão de que, além da visão que reconhece o paciente como ser humano na sua totalidade, acrescentou-se a dimensão administrativa que, seja em amplo espectro organizacional, ou em perspectiva mais restrita ao ambiente cotidiano de trabalho, determina o modo como se estabelecem as relações entre as pessoas e, por decorrência, a humanização ou o seu contrário.

Isoladamente, nem o cuidado centrado no paciente, nem a experiência do paciente constituem a humanização que, na verdade, engloba a ambos como partes de um repertório de práticas muito mais vasto. Na perspectiva utilitarista, vários dispositivos metodológicos têm sido criados para dar conta de situações específicas do cotidiano das práticas de saúde dentro do escopo ampliado da humanização; tanto que a humanização é muitas vezes vista como estratégia para a qualidade dos serviços, para a segurança do paciente, para a gestão de pessoas, para mil e uma "utilidades" por assim dizer, mas que, se, também vista apenas por esse prisma, corre o risco de cair em outros reducionismos.

Entendo que reduzir a humanização a qualquer uma dessas paisagens retira-lhe justamente o que tem de mais preciso e necessário que é a sua essência axiológica. A humanização produz bons frutos porque recupera valores humanos universais e imprescindíveis para a elevação do padrão relacional entre as pessoas em qualquer contexto. Recuperando valores esquecidos, eclipsados, ou mesmo banidos de uma sociedade materialista e individualista em que as pessoas tendem a pensar apenas em si mesmas e em seus interesses particulares, a humanização acende e alimenta a chama de esperança por seres humanos melhores, excelentes não só do ponto de vista técnico, mas também do ponto de vista ético e solidário. Não são poucas as tentativas de reduzir a humanização justamente porque ela incentiva a excelência em ser humano como uma aventura dentro de cada um no reconhecimento do seu melhor, ainda que percorrendo o difícil caminho – e não sem armadilhas – da nossa condição humana cheia de insuficiências e fragilidades. A humanização reconhece essa condição, mas não a naturaliza, nem dela se vale para desistir da conquista do seu melhor. Somos humanos e falíveis, mas podemos e devemos aprimorar constantemente o nosso ser melhor. Talvez por isso, o termo "humanização" – embora ainda visto com reserva entre alguns segmentos acadêmicos e administrativos – tenha tão ampla aceitação entre pacientes e vários outros segmentos profissionais.

Essas considerações a propósito do conceito de humanização resultaram de um constante trabalho reflexivo e consultivo realizado pelo Núcleo de Humanização junto às equipes, gestores, pacientes e pessoas comprometidas com o tema ao longo de seus dez anos de existência. Durante a pandemia de 2020, esses mergulhos no pensamento encarnado na experiência de cuidar das pessoas com técnica e sensibilidade foram ainda mais fortes. Uma pandemia que abalou o mundo, principalmente pelo tanto que interferiu no comportamento das pessoas, não poderia deixar de causar esse efeito colateral de nos fazer pensar sobre o que realmente conta, faz diferença e merece investimento de nossa força humana. O conceito de humanização que ganhou musculatura foi justamente o que coloca em primeiro plano o valor dessa força humana coletiva e direcionada para o bem de cada um e de todos nós em um mundo que se mostra cada vez mais inconstante e hostil nas relações entre as pessoas.

Aprofundando um pouco mais essa perspectiva adotada, humanização é competência relacional baseada em valores coletivamente definidos como bons norteadores de comportamentos e atitudes. É saber se relacionar com o outro, tendo por base de comportamento o princípio do respeito à dignidade da pessoa e as virtudes que norteiam ações éticas, tais como prudência, justiça, fortaleza, temperança e compaixão. Em uma perspectiva filosófica, os valores que sustentam a humanização são aqueles que consideram a essência humana independentemente das diversidades étnicas, raciais, de gênero, sociais, educacionais, religiosas, políticas e de pensamento livre. Não se trata aqui de anular ou desconsiderar as diversidades, mas sim reconhecê-las e tratá-las de modo totalmente inclusivo, enfatizando o humano compartilhado entre todos os humanos, sem preferências ou discriminações. A humanização, pelo menos como a entendemos em nosso contexto, enfatiza a essencialidade racional e moral da natureza humana que faz com que intuitivamente saibamos a que se refere os valores absolutos que sustentam o "bom", o "belo" e o "justo" no horizonte da nossa experiência de humanidade[11,12,13]. O motor da ação ética que efetiva a humanização é a prática desses valores por meio de habilidades de comunicação, de diálogo e de disposição empática. Desse modo, a humanização determina uma cultura institucional de relações humanas compreensivas e resolutivas que melhoram a qualidade do cuidado aos pacientes e do ambiente de trabalho para os trabalhadores.

Se por um lado, o conceito adotado pode parecer um tanto abstrato e por isso pouco tangível, por outro lado, tratamos de criar metodologias de fortalecimento de valores e de comportamentos no que chamamos de "ações de humanização propriamente dita", configuradas em ações de acolhimento e de reconhecimento da importância das pessoas nos processos de atenção, ensino e gestão, com potência para a ativação de práticas que estimulam o desenvolvimento da cultura de humanização. Com essa caracterização, definimos que uma ação de humanização deve ter impacto na vida institucional, não se tratando apenas de amenidades ambientais como festinhas, dias comemorativos, entretenimentos e outras atividades que, ainda que divertidas e válidas para descomprimir um pouco a tensão inerente ao ambiente hospitalar, têm muito pouco ou nenhum impacto na transformação do clima organizacional a que a humanização se refere. Ações de humanização devem estimular o pensamento crítico, o *insight* emocional, o aprimoramento virtuoso e ético do comportamento das pessoas, e produzir soluções inovadoras para os desafios e obstáculos à boa assistência à saúde. Uma ação de humanização requer planejamento, execução e monitoramento. Requer gestão e por isso é desenhada e implantada dentro de moldes administrativos formais. Nos próximos capítulos, apresento ao leitor vários exemplos do que estou dizendo nesta introdução, detalhados nas ações da Rede Humaniza FMUSPHC e do Núcleo de Humanização.

Não são poucos os desafios que todos enfrentamos para desenvolver uma cultura de humanização em um hospital, e que dirá em um complexo hospitalar com as proporções do Hospital das Clínicas, o maior da América Latina. A Rede Humaniza FMUSPHC, rede colaborativa constituída pelos grupos de trabalho de humanização dos institutos e outros parceiros, foi criada como primeira ação de um projeto de desenvolvimento institucional da humanização no Hospital das Clínicas. Sua criação se deu sobre uma base de confiança e apoio da Superintendência e da Diretoria Clínica do hospital, além dos diretores executivos de cada instituto em diferentes graus de compromisso e de colaboração com o projeto. No capítulo referente à gestão da humanização, apresento a metodologia de gestão que criamos para a humanização, constituída por ferramentas e técnicas de avaliação, planejamento e monitoramento, capazes de identificar situações críticas nas relações com usuários, colaboradores ou equipes, e, a partir desse diagnóstico, planejar, implantar e executar ações corretivas nas áreas-problema e ainda monitorar tais ações com indicadores. Esse salto de qualidade no desenvolvimento da humanização foi fundamental no âmbito da administração superior do HC e, sinceramente, não poderia ser diferente. O bom administrador deve investir recursos em projetos que resultem em entregas substantivas, inclusive no que se refere à humanização.

Enquanto a Rede Humaniza FMUSPHC estava sendo criada, paralelamente, ocorreu um fato institucional significativo que impulsionou a humanização. Realizou-se um evento de planejamento estratégico do Sistema FMUSPHC conhecido como "FMUSP 2020". Neste, personalidades e representantes de todos os segmentos da faculdade e do hospital e convidados de diferentes lugares da sociedade elegeram seis eixos de desenvolvimento organizacional para os dez anos subsequentes, sendo eles: excelência no ensino, integração do Sistema FMUSPHC, sustentabilidade, inovação tecnológica, internacionalização e humanização. A humanização passou a ser uma diretriz de desenvolvimento institucional, abrindo-se uma excepcional janela de oportunidade para projetos de impacto corporativo. Pouco tempo depois desse evento, e uma vez reconhecido o trabalho bem-sucedido obtido do modelo de gestão da humanização implantado na Rede, pavimentou-se o caminho para a criação do Núcleo Técnico e Científico de Humanização do HCFMUSP (NH), que neste livro chamamos simplesmente de "Núcleo de Humanização".

O Núcleo de Humanização já nasceu ligado à Diretoria Clínica e à Superintendência do HCFMUSP, instâncias da administração superior fortemente comprometidas com a humanização na assistência e na gestão hospitalar. Começou pequeno em espaço físico e equipe, mas, ao longo desses dez anos, à medida que apresentava bons resultados nas tarefas que lhe eram delegadas e em outras que realizava por conta de iniciativa própria e vontade de verdadeiramente ser agente de mudança para uma cultura de humanização, foi crescendo em espaço, pessoas e parceria com os institutos, faculdade e outros serviços. No fim do período FMUSP 2020, em 2021, o Núcleo de Humanização apresentou-se como o motor de desenvolvimento da humanização corporativa no HC e seguiu na continuidade dos propósitos institucionais para os próximos dez anos, no FMUSP 2030.

Na leitura deste livro, você vai conhecer a história desses dez anos do Núcleo de Humanização e da Rede Humaniza FMUSPHC. Na primeira parte, conhecerá a experiência do Núcleo de Humanização, sua trajetória, seus projetos e seus aprendizados tomados de empréstimo em trechos do trabalho que apresentei em meu concurso de livre-docência na FMUSP, em 2019, com os acréscimos que o tempo generosamente nos presenteia. Na segunda parte do livro, vai conhecer um pouco dos institutos do HC, das pessoas que conduziram os grupos de trabalho de humanização e de outras que apoiaram e participaram de ações de humanização, além de vários casos de sucesso de ações de humanização para pacientes, colaboradores e estudantes. Na terceira parte, você vai encontrar o relato da experiência do Núcleo de Humanização no combate à pandemia da SARS-CoV-2 e o papel que desempenhamos no cuidado aos pacientes e a seus familiares e aos colaboradores de linha de frente.

Junto com todos que, de diferentes formas, participaram da elaboração deste livro, desejamos que ele seja fonte de inspiração para quem já trabalha com a temática da humanização e também a quem quer melhorar as relações entre as pessoas na missão de cuidar, ou de ensinar, ou de simplesmente estar em um mundo de realidades muito contraditórias, no qual temos as vantagens de acesso a muitas benesses tecnológicas e, ao mesmo tempo, a inquietação de constantemente estar sob alta tensão convivencial.

Hodiernamente, vivemos em um admirável mundo de avanços tecnológicos e científicos que nos revelaram realidades inimagináveis no passado. Um mundo cheio de descobertas e invenções que tornaram a luta pela sobrevivência menos perigosa e sofrente, prolongaram a vida e diminuíram nossa fraqueza e resignação diante da natureza e suas fatalidades. Teoricamente, hoje, a humanidade deveria ser um agregado de gerações cada vez mais felizes, prósperas e solidárias. No contrário a essa expectativa, é cada vez mais frequente – principalmente entre os jovens, mas não só entre eles – pessoas insatisfeitas, infelizes, despreparadas para o enfrentamento dos problemas da vida, fracassadas na luta pelos sonhos que abandonaram sem sequer tê-los sonhados, ressentidas com aqueles aos quais atribuem a culpa de uma insuficiência existencial. Em associação a outros fatores determinantes, as prevalências de depressão, ansiedade e até mesmo de suicídio aumentaram significativamente[14,15]. A constatação imediata é de que vivemos em um admirável mundo de maravilhas tecnológicas e de pessoas desesperadas. Com essa afirmação, não quero dizer que haja uma relação de causa e efeito entre esses fatos, nem que não haja. Entender seu próprio tempo não é tarefa fácil e enveredar por esse caminho foge aos propósitos deste livro. Entretanto, há algum tempo, pensadores contemporâneos vêm elaborando hipóteses e teorias para conjugar os fenômenos subjetivos, culturais e sociais que explicariam a dor da humanidade pós-moderna[16-18]. Não são construções teóricas completas, nem isentas de contraditório, mas que apresentam elementos observáveis na experiência direta que ajudam a compreender os tempos atuais como tempos marcados pela cultura do narcisismo, pela sociedade do espetáculo, por crise de valores morais e pelo transbordamento de centenas de identidades culturais em conflito. A humanização, cujo objeto de atenção é justamente as relações entre as pessoas, é atravessada por esses elementos sociais e psicoculturais e de alguma forma a eles responde na forma de uma contracultura que, neste livro, se apresenta como um convite a desviar o olhar para a possibilidade de encontros humanos menos combativos – ou defensivos – e mais autênticos.

Ao longo desses anos de trabalho no HC, percebi – e acredito que, durante a leitura deste livro o leitor também perceberá – que a humanização busca refazer relações humanas esgarçadas por conflitos vários, valendo-se das competências humanas neles eclipsadas, como a capacidade de reconhecer no outro o humano que também existe em cada um de nós e de se esforçar para entender e se fazer entender pelo outro. O resultado das ações de humanização são experiências de encontros humanos significativos que marcam nossas vidas com memórias de aprendizados singulares e contentamento consigo mesmo.

Esperamos que lendo este livro, ao participar da nossa história, você também tenha essa vivência de aprendizado e contentamento.

Izabel Cristina Rios

Janeiro de 2022

Referências bibliográficas

1. Brasil. Ministério da Saúde. Secretaria de Assistência à Saúde Programa Nacional de Humanização da Assistência Hospitalar / Ministério da Saúde, Secretaria de Assistência à Saúde. Programa Nacional de Humanização da Assistência Hospitalar. Brasília: 2001.
2. HumanizaSUS: Política Nacional de Humanização do Ministério da Saúde. Brasília-DF, 2004.
3. HCFMUSP. Relatório de Atividades HCFMUSP. São Paulo-SP, 2019.
4. Rios IC. Humanization and work environment in health professionals' view. Saúde e Sociedade. 2008; 17(4): 151-60.
5. Rios IC, Battistella LR. Gestão da humanização das práticas de saúde: o caso do Hospital das Clínicas da Faculdade de Medicina da Universidade de São Paulo. Saúde e Sociedade. 2013; 22(3): 853-65.
6. Rios IC. Humanização: a essência da ação técnica e ética nas práticas de saúde. Revista Brasileira de Educação Médica. 2009; 33(2): 253-61.
7. Deslandes SF. Humanização, revisitando o conceito a partir das contribuições da sociologia médica, in Humanização dos Cuidados em Saúde. Rio de Janeiro: Ed. Fiocruz, 2006.
8. Mead N, Bower P. Patient-centredness: a conceptual framework and review of the empirical literature. Social Science and Medicine. 2000; 51(7): 1087-110.
9. Stewart M. Towards a global definition of patient centred care. BMJ. 2001; 322 (7284):444-5.

10. De Paiva LC, et al. Burnout syndrome in health-care professionals in a university hospital. Clinics. 2017; 72(5): 305-9.
11. Lévinas E. Entre nós: ensaios sobre a alteridade. Petrópolis: Vozes, 1997.
12. Arendt H. Origens do Totalitarismo: antissemitismo, imperialismo, totalitarismo. Trad. Roberto Raposo. São Paulo: Companhia das Letras, 2012.
13. Piepper J. Virtudes fundamentais. São Paulo: Cultor de Livros, 2018.
14. Goodwin RD, Dierker LC, Wu M, Galea S, Hoven CW, Weinberger AH. Trends in U.S. Depression Prevalence From 2015 to 2020: The Widening Treatment Gap. Am J Prev Med. 2022;63(5):726-33.
15. Lopes CS, et al. Trend in the prevalence of depressive symptoms in Brazil: results from the Brazilian National Health Survey 2013 and 2019. Cad. Saúde Pública. 2022; 38(Sup 1): e0012342.
16. Lash C. O mínimo eu – Sobrevivência psíquica em tempos difíceis. São Paulo: Editora Brasiliense, 1987.
17. Giddens A. Modernidade e Identidade. Rio de Janeiro: Ed. Zahar, 2002.
18. Birman J. Mal Estar na Atualidade. Rio de Janeiro: Civilização Brasileira, 2001.

Sumário

Parte 1 Núcleo de Humanização, 1

1 Uma visão corporativa da humanização, 3

2 Gestão da humanização, 9
2.1 Gestão da Rede Humaniza FMUSPHC, 9
2.2 Avaliação e acreditação da cultura de humanização, 22
2.3 Investigação da experiência do paciente, 28
Referências bibliográficas, 36

3 Humanização na gestão, 37
3.1 Ouvidoria geral do HCFMUSP, 40
3.2 Grupo consultivo de pacientes – A Voz do Paciente, 42
Referências bibliográficas, 44

4 Humanização no cuidado à saúde, 45
4.1 Programa Acolher HC, 47
4.2 Acolhimento a familiares no óbito de pacientes, 50
4.3 Humanização no Pronto Socorro do Instituto Central – Equipe SOS, 54
4.4 Visita remota de familiares a pacientes internados, 57
Referências Bibliográficas, 61

5 Humanização no ambiente de trabalho, 63
5.1 Programa Enfermagem que Acolhe, 65
5.2 Programa Código H, 67
Referências Bibliográficas, 70

6 Humanização no ambiente da escola médica, 71
Grupo 1: acolhimento e integração de funcionários, 74
Grupo 2: desenvolvimento de lideranças para a gestão humanizada, 74
Grupo 3: construção coletiva de uma cartilha de humanização, 75
Referências Bibliográficas, 77

7 Ensino de humanização, 79
7.1 Ensino de humanização na graduação médica, 81
7.2 Residência multiprofissional, 85
7.3 Aprimoramento em humanização, 87
7.4 Ensino em serviço: oficinas de humanização para colaboradores do HC, 88
7.5 Educação popular, 90
7.6 Cultura e extensão em humanização, 92
Referências Bibliográficas, 97

8   Pesquisas em humanização em saúde, 99
Referências Bibliográficas, 104

Parte 2   A Rede Humaniza FMUSPHC, 105

Humanização no Instituto do Câncer, 109
Coordenadora: Maria Helena Sponton
    A Equipe de Humanização do ICESP, 110
    Um projeto de destaque do ICESP – Desfile de pacientes, 110

Humanização no Instituto Central, 113
Coordenadora: Katia Cilene Oliveira da Silva
    A Equipe de Humanização do ICHC, 114
    Um projeto de destaque do ICHC – Programa de ampliação da rede de suporte social do idoso em isolamento social, 114

Humanização no Instituto do Coração, 117
Coordenadora: Vera Lúcia Bonato
    A Equipe de Humanização do InCor, 118
    Um projeto de destaque do InCor – Programa de visita virtual com música e contação de estórias, 118

Humanização no Instituto da Criança e do Adolescente, 123
Coordenadora: Jussara Siqueira de Oliveira Zimmermann
    A Equipe de Humanização do ICr, 124
    Um projeto de destaque do ICr – Gestão do trabalho voluntário, 124

Humanização no Instituto de Medicina Física e Reabilitação, 127
Coordenadora: Júnia Galvão Ammirati
    A Equipe de Humanização do IMREA, 128
    Um projeto de destaque do IMREA – Sua vida vale mais, sem vacilo, 128

Humanização no Instituto de Ortopedia, 131
Coordenadora: Miriam de Fátima Angélico Vieira Santos
    A Equipe de Humanização do IOT, 131
    Um projeto de destaque do IOT – Terapia antimicrobiana parenteral ambulatorial (OPAT), 132
    Referências Bibliográficas, 134

Humanização no Instituto de Psiquiatria, 135
Coordenadoras: Ilse de Carvalho Salles Vasconcelos e Jouce Gabriela de Almeida
    A Equipe de Humanização do IPq, 135
    Um projeto de destaque do IPq – IPq portas abertas, 136

Humanização no Instituto de Radiologia, 139
Coordenadoras: Luciana Paula de Souza Martins e Roberta Mari de Oliveira Pereira Gessolo
- A Equipe de Humanização do InRad, 139
- Um projeto de destaque do InRad – Humanização em radioterapia pediátrica, 140

Humanização no Hospital Auxiliar de Suzano, 143
Entrevistada: Ana Cristina Ferreira Lyra
- A Equipe de Humanização do HAS, 143
- Um projeto de destaque do HAS – Jardim terapêutico, 144
- Referência Bibliográfica, 146

Humanização nos Laboratórios de Investigação Médica, 147
Coordenadora: Cláudia Aparecida de Quadros
- A Equipe de Humanização dos LIM, 148
- Um projeto de destaque dos LIMs – Confecção de lembranças, 148

Humanização no Hospital Universitário da USP, 151
Coordenadora: Tatiane Felix Teixeira
- A Humanização no HU, 152
- Um projeto de destaque do HU – RECORE (RElaxamento – COnexão – REssignificação), 152

Humanização no Centro de Saúde Escola Samuel Barnsley Pessoa, 155
Diretor: Ademir Lopes Junior
- A Política Nacional de Humanização no CSEB, 155
- Um projeto de destaque do CSEB – Programa de atenção primária à saúde dos moradores do Conjunto Residencial da Universidade de São Paulo (PAPS CRUSP), 156

Parte 3 O Programa Cuidar de Todos com Humanização na Pandemia em 2020, 161

Primeiras impressões: a natureza humana como ela é, 163
O Programa Cuidar de Todos com Humanização na Pandemia, 167
- Cuidado aos pacientes e familiares, 168
- Cuidado aos colaboradores da linha de frente, 172
- Informação e comunicação, 175

O contágio da humanização, 177
- Referências Bibliográficas, 180

Palavras da Equipe do Núcleo de Humanização, 181
Dez Anos de Percurso, uma Breve Mensagem de
    Finalização, 187
Posfácio, 191

Índice de Ilustrações

Figura 1. Marcos históricos do desenvolvimento corporativo da humanização no Sistema FMUSPHC, 3
Figura 2. Indicadores categóricos de humanização na Rede Humaniza FMUSPHC em números percentuais em 2021, 18
Figura 3. Indicadores de humanização segundo público atendido na Rede Humaniza FMUSPHC em números percentuais em 2021, 19
Figura 4. Indicador de alcance das ações de humanização na Rede Humaniza FMUSPHC no primeiro, segundo e terceiro quadrimestre de 2021, 20
Figura 5. Indicadores de alcance das ações de humanização na Rede Humaniza FMUSPHC segundo âmbito, em 2021, 20
Figura 6. Régua de pontuação do nível da cultura de humanização, 25
Figura 7. Selos de Humanização Ouro, Prata e Bonze, 26
Figura 8. Números relativos de pacientes muito satisfeitos e satisfeitos com a humanização em uma enfermaria do HC em 4 aferições semestrais consecutivas, 29
Figura 9. Desfechos do referenciamento de usuários no PSICHC em números absolutos e relativos em 2013, 55
Figura 10. Grau de satisfação dos pacientes com o acolhimento como um todo em números percentuais em 2013, 56
Figura 11. Dispositivo de suporte de tablets, 59
Figura 12. Capa da Cartilha de Humanização FMUSP, 76
Figura 13. Última página da Cartilha de Humanização FMUSP, 76
Figura 14. Número de pessoas que atribuíram notas de 1 a 10 para a importância da informação recebida no Projeto Educação Popular em 13/07/15 a 28/08/15, 91
Figura 15. Distribuição dos trabalhos válidos do Congresso Internacional de Humanidades e Humanização em Saúde, por eixo, em números relativos, 96
Figura 16. Estrutura da Rede Humaniza HCFMUSP, 106

Índice de Quadros

Quadro 1. Números do HCFMUSP em 2022, XVII
Quadro 2. Missão, Visão e Valores do Núcleo de Humanização do HCFMUSP, 4
Quadro 3. Práticas corporativas de humanização do NH por área de atuação, 6
Quadro 4. Resumo analítico da produção do NH em gestão da humanização, 10
Quadro 5. Definição dos âmbitos temáticos das ações de humanização, 12
Quadro 6. Critérios de classificação das ações de humanização segundo âmbitos temáticos, 14
Quadro 7. Indicadores de humanização segundo âmbito das ações de humanização, 17
Quadro 8. Indicadores de humanização segundo público destinatário das ações de humanização, 18
Quadro 9. Indicadores de humanização segundo temporalidade das ações de humanização, 19
Quadro 10. Indicador de alcance das ações de humanização, 19
Quadro 11. Indicadores de qualidade das ações de humanização, 21
Quadro 12. Indicador de realização das ações de humanização, 21
Quadro 13. Estado de desenvolvimento da cultura de humanização segundo percentual da pontuação máxima, 25
Quadro 14. Selos do Programa de Certificação de Compromisso com a Humanização, 27
Quadro 15. Percepção dos pacientes sobre o atendimento humanizado em uma enfermaria do HC pelo método de análise do discurso do sujeito coletivo no período em seguimento, 30
Quadro 16. Avaliação da experiência do paciente com humanização na opinião de pacientes e acompanhantes por ambulatório e, ou, enfermaria do HC em 2017, 30
Quadro 17. Resumo analítico da participação do NH na gestão do HC e da FMUSP, 38
Quadro 18. Resumo analítico da produção do NH em humanização no cuidado à saúde, 46
Quadro 19. Indicadores do Programa Acolher HC em 2018, 49
Quadro 20. Painel de indicadores de monitoramento do Programa Acolher HC em 2018, 50
Quadro 21. Roteiro de acolhimento aos familiares quando do óbito do paciente, 52

Quadro 22. Resumo analítico da produção do NH em humanização no ambiente de trabalho, 65
Quadro 23. Percepção do desenvolvimento do trabalho de grupo com a equipe de enfermagem no Projeto Enfermagem Que Acolhe em um setor do HC em 2017, 67
Quadro 24. Exemplos de tipos de casos e encaminhamentos do Código H, 69
Quadro 25. Produção do GTH FMUSP em 2016 e 2017, 72
Quadro 26. Ações de humanização da FMUSP por público-alvo em 2016 e 2017, 72
Quadro 27. Resumo analítico da produção do NH em humanização na escola médica, 73
Quadro 28. Resumo analítico da produção do NH para o ensino humanístico em saúde, 80
Quadro 29. Análise qualitativa das narrativas dos alunos FMUSP de 2016 a 2020, 84
Quadro 30. Resumo de dois projetos de cultura e extensão do Núcleo de Humanização, 93
Quadro 31. Pesquisas aplicadas com finalidade de implementação de serviços, 100
Quadro 32. Pesquisas acadêmicas desenvolvidas dentro das linhas de pesquisa do NH, 100
Quadro 33. Grupos de Trabalho da Rede Humaniza FMUSPHC em 2022, 107
Quadro 34. Resultado econômico da arrecadação anual do GTH ICr em produtos e serviços em reais no período de 2018 a 2021, 125
Quadro 35. Sinopse das ações de humanização do Programa Cuidar de Todos, 167

Parte 1
Núcleo de Humanização

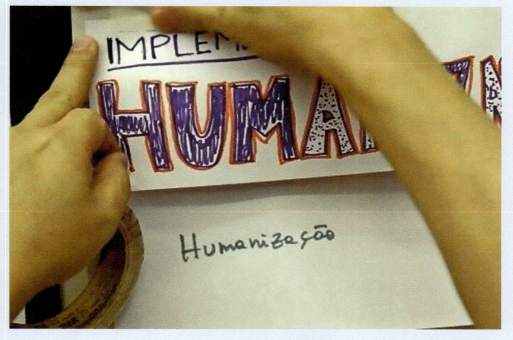

Conferência Busca do Futuro FMUSP 2020.
Foto: FMUSP.

O Núcleo Técnico e Científico de Humanização, também chamado de Núcleo de Humanização (NH), é uma instância da administração superior do HC situado no Prédio da Administração do hospital que conta com uma equipe multiprofissional dedicada exclusivamente à gestão e ao desenvolvimento corporativo da humanização. Pela natureza de seu trabalho, o Núcleo de Humanização atua como:

1. Observatório da cultura institucional de humanização, participando do cotidiano da assistência, do ensino e da gestão hospitalar para investigar e compreender as situações que facilitam ou impedem práticas humanizadoras, assim como monitorando indicadores de humanização do Complexo.

2. Gestor corporativo da humanização, empreendendo políticas institucionais e ações para a humanização na assistência, no ensino, na gestão, na pesquisa e na cultura e extensão, desenvolvendo metodologias e instrumentos de gestão da humanização para o Complexo, coordenando a Rede Humaniza FMUSPHC e assessorando suas equipes.

3. Laboratório de projetos de caráter inovador, desenvolvendo ideias que geram projetos de humanização específicos em resposta às demandas que identifica enquanto observador ou que chegam diretamente da Diretoria Clínica, Superintendência, Faculdade de Medicina e de quaisquer outras áreas.

4. Desenvolvedor de práticas de humanização em segmentos estratégicos, atuando diretamente no planejamento, implantação, execução e monitoramento de projetos de humanização em setores identificados como de maior vulnerabilidade da humanização.

Nesta Parte, apresentamos a experiência acumulada pelo Núcleo de Humanização ao longo de dez anos, desde sua criação em 2012, expondo nosso trabalho na humanização corporativa. Esse conteúdo está disposto nos seguintes subcapítulos:

1. Uma visão corporativa da humanização
2. Gestão da humanização
3. Humanização na gestão
4. Humanização no cuidado à saúde
5. Humanização no ambiente de trabalho
6. Humanização no ambiente da escola médica
7. Ensino de humanização
8. Pesquisas em humanização em saúde

O Núcleo de Humanização é uma experiência distinta em seu campo, seja porque faz parte de um sistema acadêmico de assistência, dentro de um complexo hospitalar singular no Brasil, seja porque inovou em termos teóricos e práticos seguindo os desígnios do DNA institucional. Inventamos muita coisa, mas sabemos que ainda temos muito que inventar… e mais ainda, muito que aprimorar, amadurecer, consolidar. Não nos falta criatividade e coragem, mas também humildade e prudência. Do que fizemos até agora, oferecemos ao leitor as melhores práticas, testadas e aprovadas. O que não deu certo, resta em nossa memória como aprendizado, porque fizemos muito e muito aprendemos nesses anos.

Boas reflexões sobre os venturosos projetos do Núcleo de Humanização!

1. Uma visão corporativa da humanização

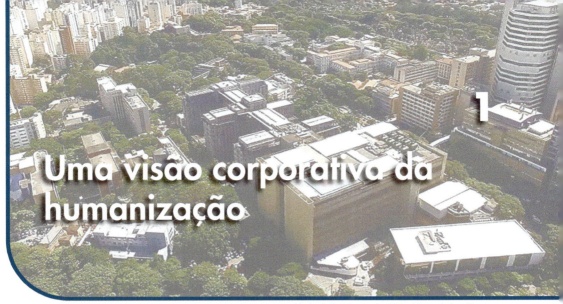

Sistema Faculdade de Medicina da USP – Hospital das Clínicas.
Foto: HCFMUSP.

A linha do tempo do desenvolvimento da humanização como política institucional no Hospital das Clínicas e Faculdade de Medicina se inicia em 2010 com a criação da Rede Humaniza FMUSPHC e segue aos dias atuais, passando pelos marcos históricos: Núcleo de Humanização (2012), Eixo Humanização no planejamento estratégico da FMUSP (2017), Eixo Humanização no planejamento estratégico do HC (2019), e Programa Cuidar de Todos Com Humanização durante o enfrentamento à pandemia de covid-19 (2020) (Figura 1).

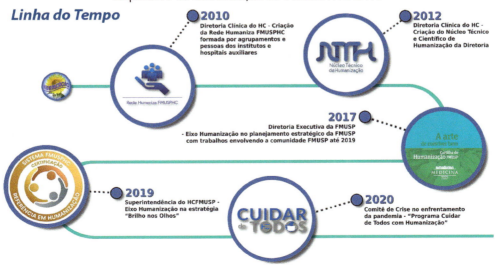

Figura 1. Marcos históricos do desenvolvimento corporativo da humanização no Sistema FMUSPHC

Fonte: NH.

O Núcleo de Humanização do HCFMUSP foi criado com o objetivo de desenvolver a humanização como cultura organizacional na assistência à saúde, no ensino e na gestão[1]. A participação do NH nos planejamentos estratégicos da Faculdade de Medicina e do Hospital das Clínicas constituem-se em dois importantes marcos históricos, pois registram a relevância da humanização para a instituição e fizeram convergir pessoas de diferentes áreas estratégicas na elaboração de projetos de humanização, contribuindo para seu entrelaçamento na vida institucional, inclusive durante a pandemia, marco histórico mais recente.

Protagonista deste capítulo, o Núcleo de Humanização tem identidade que se expressa na missão, visão e valores que lhe conferem razão de ser e o colocam na direção e no sentido do que almeja (Quadro 2).

Quadro 2. Missão, Visão e Valores do Núcleo de Humanização do HCFMUSP

Missão
Implantar política e práticas de humanização no Sistema FMUSPHC, envolvendo gestores, colaboradores, profissionais da saúde, estudantes, pacientes e demais usuários no desenvolvimento da cultura de humanização nas práticas de cuidado, gestão, ensino e pesquisa.
Visão
Constituir-se como referência em humanização na área da saúde e no seu ensino.
Valores
A dignidade da vida humana, o respeito entre as pessoas, o comportamento ético, a participação com responsabilidade, o diálogo e o acolhimento, os resultados de excelência.

Fonte: NH.

O Núcleo de Humanização atua em várias frentes de trabalho simultâneas com os objetivos de desenvolver e aprimorar:

1. Modelos e ferramentas de gestão da humanização para o Complexo HC.
2. Modelos de práticas corporativas de humanização para melhorar a qualidade humana da assistência ao paciente.
3. Modelos de práticas corporativas de humanização para estimular competências relacionais entre trabalhadores da saúde.
4. Estratégias educacionais para o ensino de humanização em saúde.
5. Atividades de extensão para aproximar alunos e comunidade em ações de humanização.
6. Pesquisas acadêmicas, operacionais, de integração ensino-serviço, ou nos modelos de *Implementation Science*[2,3] para o aprimoramento da humanização e a produção de conhecimento na área.

O NH trabalha com o modelo participativo e interdisciplinar de organização do trabalho. Cada ideia de ação ou de projeto surge de demandas originadas da participação do

NH no planejamento estratégico do HC, ou vindas diretamente da Diretoria Clínica, das Diretorias Executiva e de Corpo Clínico dos institutos, da Faculdade de Medicina, da Rede Humaniza FMUSPHC, da Ouvidoria Geral e principalmente da presença do NH, observando *in loco* situações e acontecimentos do dia-a-dia no hospital.

A transformação de uma ideia em projeto se dá pela definição de um grupo-tarefa, formado por profissionais do NH e de diferentes áreas do HC, que elabora objetivos e metas, metodologias de implantação, capacitação de pessoas, desenvolvimento e monitoramento do projeto por indicadores. Em geral, o NH investe na participação de equipes locais onde o projeto será implantado com o intuito de, depois de algum tempo de preparo, torná-las capazes de assumir a responsabilidade de execução do projeto, restando ao NH a tarefa de monitoramento e de assessoria técnica quando as equipes precisam de apoio para resolver determinadas dificuldades.

Cada projeto se inicia pela análise de situação do que foi identificado como problema, objeto de intervenção, inovação, etc. Em seguida, elabora-se um projeto dentro dos moldes clássicos da administração, contendo objetivos claros, estratégias, metas, cronograma e prazos, indicadores de processo e de resultados, pessoas responsáveis pelas etapas do projeto, recursos materiais e humanos necessários. Depois da implantação, monitora-se o desenvolvimento do projeto e, periodicamente, realiza-se reuniões de análise crítica do andamento e dos resultados obtidos a partir das quais se remodela o projeto e assim sucessivamente.

Os programas, projetos e práticas do NH são corporativos, aplicáveis ao complexo hospitalar, e funcionam como ativadores de mudança para o desenvolvimento da cultura de humanização, sendo eles próprios parte importante da metodologia do NH para o alcance de seus objetivos organizacionais. Alguns projetos são datados com começo, meio e fim, mas a maioria deles se transforma em programas de longo prazo ou de prazo indeterminado.

Anualmente, o NH realiza seu próprio planejamento estratégico, definindo diretrizes de trabalho, projetos e atividades específicas, remodelagem de projetos em andamento e de equipes que atuarão em cada projeto. As propostas resultantes do planejamento estratégico são submetidas à aprovação da Diretoria Clínica, que provê os recursos para o seu desenvolvimento.

Toda a atividade do NH é minuciosamente registrada, tanto para os fins da gestão do núcleo, quanto para as pesquisas. As publicações de materiais técnico-científicos são de acesso livre para quem quiser conhecer os projetos e mesmo implantá-los em seus serviços. A divulgação da produção do NH é também uma estratégia de disseminação e desenvolvimento da humanização no Sistema FMUSPHC e no próprio Sistema Único de Saúde do qual participa.

Os programas, projetos e práticas de humanização do NH são endereçados principalmente às áreas de gestão, assistência à saúde, ambiente de trabalho e ensino de humanização.

Os resultados da produção do NH podem ser consultados nos relatórios técnicos divulgados anualmente. No Quadro 3, condensamos as principais práticas do NH em cada área de atuação.

Quadro 3. Práticas corporativas de humanização do NH por área de atuação

Área	Prática	Abrangência	Público Alvo
Gestão da humanização	Gestão da Rede Humaniza FMUSPHC: coordenação e monitoramento das ações de humanização do Complexo.	Todos os Institutos	Serviços do Complexo HCFMUSP
	Avaliação da cultura organizacional de humanização.		
	Investigação da experiência do paciente.		
Humanização na gestão	Ouvidoria Geral: criação do escritório, supervisão geral e monitoramento de indicadores.	Todos os Institutos	Serviços do Complexo HCFMUSP
	Grupo consultivo de pacientes sobre projetos e processos de aprimoramento de serviços do HC.		
	Eixo no planejamento estratégico do HCFMUSP: criação do programa de compromisso com a humanização.	Superintendência do HCFMUSP	Serviços do Complexo HCFMUSP
	Eixo no planejamento estratégico da FMUSP: ações de melhoria do ambiente de trabalho e de ensino na escola médica.	Diretoria Executiva da FMUSP	Colaboradores, estudantes, professores, pesquisadores.
Humanização no cuidado à saúde	Acolher HC: grupos de pacientes e familiares quando da internação ou ingresso nos ambulatórios para apresentação do Sistema Único de Saúde e do Hospital das Clínicas.	Todos os Institutos	Pacientes e familiares
	Acolhimento de familiares quando do óbito de pacientes.	ICHC	
	Humanização no pronto-socorro: equipe de apoio comunicacional no pronto-socorro.	Unidade de Emergência Referenciada do Instituto Central do Hospital das Clínicas	
	Visita remota de familiares para pacientes durante a internação nas enfermarias.	ICHC, InCor e IOT	
	Projeto Arte e Cultura: intervenções de música, dança, teatro no ambiente hospitalar.	Todos os Institutos	Pacientes, acompanhantes e colaboradores

Continua

Continuação

Área	Prática	Abrangência	Público Alvo
Humanização no ambiente de trabalho	Código H: programa de mediação de conflito e fortalecimento de equipes.	Todos os Institutos	Colaboradores
	Enfermagem que acolhe: grupos de apoio psicossocial para equipes de enfermagem.	ICHC, InCor e ICr	
	Humanização na escola médica: 1. treinamento de lideranças, 2. programa de integração de colaboradores, 3. cartilha de humanização.	FMUSP	Colaboradores, estudantes, professores, pesquisadores.
Ensino de humanização	Graduação: 1. participação em disciplinas do currículo obrigatório 2. Atividade de aproximação dos alunos ingressantes (calouros) à faculdade com pacientes do HC.	FMUSP	Alunos de medicina, fonoaudiologia, fisioterapia e terapia ocupacional.
	Residência multiprofissional: curso do currículo obrigatório e campo de estágio.	HCFMUSP	Residentes multiprofissionais da saúde
	Especialização em humanização: cursos presenciais e à distância.	Escola de Educação Permanente do HC	Profissionais da saúde
	Ensino em serviço: palestras, oficinas e atividades práticas de humanização para colaboradores.	Todos os Institutos	Colaboradores
	Educação popular: abordagem de pessoas nas ruas do entorno do HC para disseminar informações sobre o SUS e o HC.	Todos os Institutos e comunidade extramuros	Pessoas no entorno do HCFMUSP
	Congresso Internacional de Humanidades e Humanização em Saúde.	HC e FMUSP	Colaboradores, estudantes, professores, pesquisadores, profissionais da saúde e público em geral interessado no tema.

Fonte: adaptada da monografia do concurso de livre-docência de Rios IC, FMUSP, 2019.

Os projetos de destaque nas áreas de atuação do Núcleo de Humanização estão descritos nas seções subsequentes.

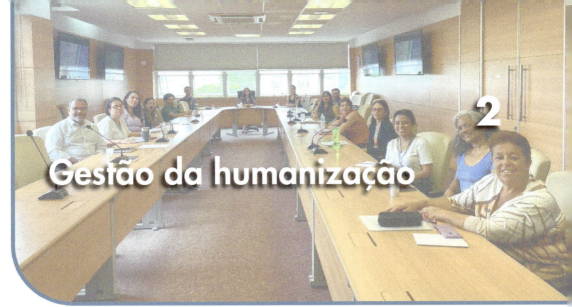

Gestão da humanização

Reunião do Núcleo Técnico e Científico de Humanização.
Foto: NH.

- Gestão da Rede Humaniza FMUSPHC
- Avaliação da cultura organizacional de humanização
- Investigação da experiência do paciente

2.1 Gestão da Rede Humaniza FMUSPHC

Logo no início do nosso trabalho no Hospital das Clínicas, observamos que para o desenvolvimento da humanização era imprescindível a construção da interdisciplinaridade entre os campos disciplinares da humanização e da administração. Se por um lado, as práticas humanizadoras começavam a ser mais conhecidas entre os gestores dos serviços, por outro lado, a falta de ferramentas administrativas adequadas para a gestão da humanização era percebida como obstáculo à sua impregnação corporativa. Em outras palavras, a humanização, para ter espaço estratégico na vida institucional, precisava criar técnicas administrativas específicas de seu campo que dialogassem com as instâncias gestoras do hospital.

Os primeiros passos para a criação de um modelo de gestão da humanização no HC se deram no sentido de elaborar definições mais precisas e operacionais do que seriam as ações de humanização e os métodos de identificação e mensuração delas. Posteriormente, avançamos para além das ações de humanização e desenvolvemos métodos para avaliar a cultura de humanização em termos quantitativos e qualitativos. De forma simples e singular, o HC inaugurou um modo técnico de fazer gestão das ações de humanização em um serviço de saúde. No Quadro 4, apresentamos um resumo analítico da produção do NH em gestão da humanização, indicando o problema que deu origem à proposta de ação, o método utilizado, o resultado obtido, e o aspecto inovador do que foi realizado.

Quadro 4. Resumo analítico da produção do NH em gestão da humanização

Situação problema	Proposta de ação	Método utilizado	Produto ou resultado	Inovação
Vários grupos de humanização nos institutos atuando de forma isolada	Criação de rede colaborativa sob gestão central corporativa	Planejamento estratégico	Rede Humaniza FMUSPHC Comissão de Humanização	Inaugura-se no HC como um todo a humanização como instância integrada à gestão superior
Falta de definição precisa do que seriam ações de humanização	Criação de léxico para a gestão da humanização	Pesquisa teórica para elaboração conceitual	Criação de categorias de classificação de ações de humanização	A partir da categorização foi possível criar métrica para quantificar ações de humanização
Falta de ferramentas administrativas para monitorar o desenvolvimento da humanização organizacional	Elaboração de indicadores de humanização	Método de criação de indicadores do Núcleo de Planejamento e Gestão do HC	Indicadores operacionais de humanização	Monitoramento do desenvolvimento da humanização por meio de indicadores quantitativos e qualitativos
Necessidade de material didático com conceitos e metodologias de gestão da humanização para orientar os institutos	Elaboração e divulgação de material didático do NH.	Redação de material didático	Guia Técnico-político para o Desenvolvimento da Humanização na Saúde	O guia técnico foi o primeiro texto publicado em que se apresenta uma proposta de gestão das ações de humanização em serviços de saúde
Falta de ferramentas padronizadas para a coleta de dados de ações de humanização	Criação de materiais e métodos de coleta e análise de dados de humanização	Método de design thinking	Criação de materiais e de metodologia de mapeamento de ações de humanização	Padronização da coleta de dados de ações de humanização e da sua análise em todos os institutos
Necessidade de ampliar recursos diagnósticos de humanização para aprimorar processos	Estudar a cultura institucional da humanização nos serviços	Método de design thinking Métodos mistos de pesquisa científica	Criação de metodologia de avaliação de cultura institucional de humanização	Estudo da cultura de humanização manifesta nas práticas cotidianas de atenção e gestão a partir de evidências quantitativas e qualitativas
Diferenciar os serviços quanto ao grau de desenvolvimento da humanização	Desenvolver critérios de acreditação em humanização	Método de design thinking	Criação de um modelo de acreditação em humanização	Acreditação em humanização ainda é um tema novo na área da qualidade

Continua

Continuação

Situação problema	Proposta de ação	Método utilizado	Produto ou resultado	Inovação
Falta de gestão corporativa das ouvidorias do HC	Criar uma ouvidoria geral	Planejamento estratégico envolvendo as ouvidorias locais do HC e o NH	Ouvidoria geral integrada com a humanização	Modelo de atuação conjunta da ouvidoria com a humanização
Falta de informações sobre a perspectiva do usuário sobre humanização	Entrevistar pacientes nos diversos serviços	Pesquisa em serviço utilizando métodos mistos	Projeto de experiência do paciente em humanização	Questionário validado para avaliação da experiência do paciente com humanização no serviço

Fonte: adaptado da monografia do concurso de livre-docência de Rios IC, FMUSP, 2019.

O primeiro resultado de impacto na gestão da humanização no HC foi a criação do léxico da humanização a partir do qual criamos a metodologia de gestão das ações.[1] Humanização é um termo laico que adquire diferentes conotações de caráter emocional, moral, vivencial ou mesmo acadêmico. Para implantar a humanização de modo corporativo, percebemos a necessidade de construir alguns consensos de base teórica e metodológica entre as pessoas envolvidas na sua gestão, proporcionando ao tema uma certa harmonia coletiva. Em termos administrativos, a definição básica adotada foi a do que chamamos de "ação de humanização". Segundo consta em nosso guia técnico e político:

> Definimos como "ação de humanização" processos elaborados a partir do conceito de humanização, na forma de atividades específicas, e que se constituem em ativadores de comportamentos, práticas e produtos que estimulam, potencializam ou empreendem o desenvolvimento da cultura de humanização em uma instituição. Ações de humanização têm impacto na qualidade das relações entre as pessoas e refletem o exercício dos valores e atitudes que caracterizam a humanização. (Guia Técnico-político para o Desenvolvimento da Humanização na Saúde. HCFMUSP, 2022, pp.09)

Para conferir objetividade característica de unidade de medida capaz de estimar o investimento institucional em humanização, complementamos a definição de ações de humanização, especificando que elas devem ser ações que se desenvolvem em contextos assistenciais, laborais, de ensino e de gestão, mas que não fazem parte da rotina do trabalho e devem ter pelo menos uma das características ou finalidades constantes em nosso guia:

1. Promover acolhimento para pacientes, familiares e outros usuários do Sistema FMUSPHC.
2. Estimular o cuidado humanizado e o cuidado centrado no paciente.
3. Expressar a valorização das pessoas.
4. Mediar conflitos e facilitar a comunicação, o encontro e a boa interação das pessoas.
5. Estimular a participação de usuários e trabalhadores na assistência e na gestão.

6. Diagnosticar não conformidades nos processos de trabalho que resultam em conflitos interpessoais que prejudicam a qualidade da atenção e das relações de trabalho.
7. Promover a correção de tais não conformidades ou sua prevenção.
8. Desenvolver pessoas, equipes e serviços para a cultura de humanização.

(Guia Técnico-político para o Desenvolvimento da Humanização na Saúde. HCFMUSP, 2022, pp.09)

A partir da definição de "ação de humanização", criamos categorias analíticas de classificação em âmbitos temáticos (quadro 5), precisando cada categoria no intuito de alcançar o máximo possível de objetivação para a finalidade administrativa proposta no nosso modelo de gestão da humanização.

Quadro 5. Definição dos âmbitos temáticos das ações de humanização

Acolhimento

Usamos o termo "acolhimento" para definir a atitude de disponibilidade interna para o encontro com o outro que permite e promove diálogo e compreensão mútua. O acolhimento é, assim, a essência da humanização. Espera-se que o acolhimento esteja presente nas relações de profissionais e pacientes desde o momento em que estes chegam ao serviço de saúde até a sua saída, passando pelos processos administrativos e assistenciais.

Na Política Nacional de Humanização (PNH), define-se o acolhimento como um dispositivo de humanização voltado à gestão das demandas dos usuários frente aos recursos disponíveis no Sistema Único de Saúde. Nesse sentido, propõe a criação de espaços de atendimento aos usuários que chegam aos serviços, com o objetivo de realizar escuta qualificada de suas demandas e oferecer respostas adequadas a tais demandas, considerando-se os recursos institucionais locais e da Rede SUS como um todo. A principal característica do bom acolhimento é ser constituído por profissionais ou equipes com habilidades comunicacionais e empáticas que lhes permita realizar a escuta qualificada das demandas dos usuários, compreender sua importância, estabelecer comunicação efetiva entre usuários e instituição e orientá-los sobre a regulação no sistema de saúde.

Nos serviços de urgência e emergência, preconiza-se que o acolhimento inclua também a avaliação de risco clínico segundo protocolos próprios ou de referência.

Adotamos a definição de "acolhimento" para as ações direcionadas a pacientes e outros usuários, seguindo a diretriz da PNH.

Ações para colaboradores devem ser classificadas no âmbito da ambiência, considerando-se que sua maior relevância está na contribuição à melhoria do ambiente relacional no trabalho.

Práticas inclusivas de gestão

Gestão participativa, para as finalidades da humanização, se refere ao modo de administração (planejamento, implantação e avaliação) de projetos, processos, e atividades várias, que, em algum espaço ou momento de sua construção ou execução, inclui o pensar e o fazer coletivo das pessoas envolvidas no referido processo.

As ações de humanização aplicam essencialmente a metodologia da gestão participativa.

São também ações de humanização na categoria de gestão participativa, aquelas que criam bases para o seu desenvolvimento nos setores e serviços, e que auxiliam no aprimoramento administrativo, tais como: criação de espaços de conversa com os trabalhadores para diagnóstico de situações cotidianas do trabalho; ou mesmo o estabelecimento de redes, agrupamentos diversos, ou de meios eletrônicos de comunicação com usuários e trabalhadores, constantemente fornecendo-lhes informações que permitam conhecer a instituição, pensar, discutir e sugerir melhorias nos processos de trabalho.

(continua)

(continuação)

Incluem-se aqui, também, as ações de equipes multiprofissionais e interdisciplinares, assistenciais ou administrativas, desenvolvidas como coadjuvantes das práticas de gestão. Não se incluem neste âmbito as reuniões de equipe multiprofissional, médica ou de saúde para determinação de tarefas na rotina de cuidado dos pacientes (ex. visitas médicas nas enfermarias). Entretanto, reuniões de discussão de caso, nas quais se desenvolve o pensamento interdisciplinar sobre situações ou pacientes para aprofundamento do conhecimento sobre o caso e a tomada de decisão, entram no âmbito da gestão participativa.

Ambiência

Ambiência é o conjunto de propriedades materiais e humanas que caracterizam um espaço físico e relacional. Refere-se ao ambiente físico propriamente dito e ao clima relacional que nele se estabelece a partir das relações das pessoas. O ambiente físico pode ser um facilitador do conforto, do bem-estar, e do encontro entre as pessoas; ou apenas um lugar bonito e bem decorado, mas pouco acolhedor quando as atitudes das pessoas são de hostilidade, mesmo que sutil ou implícita.

Segundo a Cartilha de Ambiência da PNH, três aspectos devem ser considerados para a ambiência do espaço:

1. Confortabilidade que respeita a privacidade e a individualidade das pessoas;
2. Ambiente que favorece o encontro das pessoas e as boas relações entre elas;
3. Elementos ambientais que otimizam processos de trabalho em geral e a promoção da humanização e do acolhimento.

Ainda seguindo a PNH, incluem-se neste âmbito: brinquedoteca, visita aberta, classe hospitalar.

Não se constituem em ações de ambiência as festividades, eventos comemorativos do calendário nacional e atividades desenvolvidas com finalidade de entretenimento. Em geral, toda e qualquer organização, realiza esse tipo de atividade como forma de aproximação das pessoas, de oferta de momentos de descontração, e até mesmo de "confraternização". Entende-se que essas atividades cumprem um papel social dentro das organizações e podem ser agradáveis e mesmo relevantes dentro dos costumes de cada uma. Contudo, são atividades pontuais que não sustentam a ambiência ao longo do tempo. Mais além, na perspectiva da humanização, em si mesmas, essas atividades sequer contemplam o conceito de ação de humanização adotado no nosso guia técnico de humanização.

Casos particulares, em que atividades festivas sejam desenvolvidas dentro da definição de ações de humanização, sejam individualizadas ou personalizadas, e desde que suficientemente justificadas, poderão ser consideradas no âmbito da ambiência. Por exemplo, ações de comemoração de aniversário de paciente internado, ações de parabenização de colaborador quando do nascimento de um filho. Nesse sentido, incluem-se também ações pessoalizadas de pêsames quando da morte de parente de colaborador.

Ainda no âmbito da ambiência, consideram-se como ações de humanização aquelas que não se constituem em ações assistenciais ou de práticas de cuidado conforme descritas neste guia, mas que visam à promoção do bem-estar de usuários ou de colaboradores no ambiente hospitalar.

Ações de ensino de humanização

No HC, considera-se como ações de humanização no âmbito do seu ensino aquelas dirigidas a usuários, estudantes ou colaboradores, cujo objetivo e conteúdo desenvolvem a temática da humanização e seus correlatos.

Seguindo a PNH, também se considera neste âmbito classificatório as ações de ensino que, suficientemente justificadas, se enquadrem na Política de Educação Permanente (PEP) do Ministério da Saúde. A PEP é uma metodologia para desenvolver a participação dos trabalhadores na sua formação contínua. Segundo suas diretrizes, as demandas de educação continuada, cursos, oficinas, palestras, e demais ações educativas para o colaborador são definidas a partir da necessidade observada pelos próprios trabalhadores, além dos gestores, no cotidiano de trabalho. A participação do trabalhador no seu plano de desenvolvimento profissional estimula motivação e engajamento. Por essas características, tais ações podem ser consideradas ações de humanização.

(continua)

(continuação)

Arte e cultura
São ações de humanização no âmbito da arte e cultura aquelas que se utilizam de seus elementos como recursos para promover autoconhecimento, facilitar a aproximação comunicacional, melhorar a compreensão da realidade, melhorar a compreensão de si mesmo e do outro.
No ambiente hospitalar, tais ações permitem: 1. deslocar o foco do paciente sobre sua doença, possibilitando-lhe trazer de volta outros elementos de seu mundo para além da doença e do hospital; 2. criar ambiente de confiança que ajuda o paciente na recuperação de sua saúde; 3. melhorar a comunicação da equipe de saúde com o paciente e seus familiares; 4. dar expressão a sentimentos; e sobretudo, 5. ajudar no fortalecimento psíquico para o enfrentamento da hospitalização.
Práticas de cuidado
Ações não específicas do escopo técnico-científico-procedimental das profissões da área da saúde, mas que se constituem em atividades de caráter assistencial complementar, ou de apoio especializado, integradas ou não ao plano de cuidado dos pacientes ou às ações assistenciais propriamente ditas.
Também se constituem em práticas de cuidado as ações de assistência espiritual e religiosa, ações de educação terapêutica e de educação em saúde endereçadas a situações específicas de grupos específicos como parte do cuidado integral a esses grupos. Não se incluem aqui ações de educação em saúde de um modo geral destinadas a públicos não personalizados, ou inespecíficos, e com o objetivo de divulgação de informações ou de conhecimentos em saúde.

Fonte: Guia Técnico-político para o Desenvolvimento da Humanização na Saúde. HCFMUSP, 2022

Tomando por base essas definições, foi possível criar um ordenamento das ações para quantificação e monitoramento dentro de um padrão comum e de consenso entre os institutos (Quadro 6). É bem verdade que, como toda classificação que tem por objeto fenômenos que portam uma boa dose de subjetividade, certas ações, a depender do enfoque dado, podem ser classificadas em mais de uma categoria. Nesses casos, a classificação se dá segundo o objetivo da ação.

Quadro 6. Critérios de classificação das ações de humanização segundo âmbitos temáticos

Âmbito temático	Critérios de classificação e características da ação
Acolhimento	• Espaços, recursos ou atividades para comunicação efetiva entre pacientes e instituição necessariamente quando da sua chegada aos serviços; • Acolhimento com avaliação de risco nos prontos-socorros e avaliação das demandas dos usuários. Exemplos: Grupos de acolhimento a pacientes recém-internados nas enfermarias. Acolhimento e realização de tour na enfermaria de obstetrícia antes da internação para as mães conhecerem o local onde terão seus bebês. Equipe de humanização em pronto-socorro para apoio comunicacional aos pacientes, acompanhantes e equipes de saúde durante os plantões. Na Rede Humaniza FMUSPHC, destacamos o "Programa de acolhimento das famílias no óbito de pacientes", implantado no ICHC para atender as famílias dos pacientes quando da sua chegada ao hospital para os trâmites do óbito.

(continua)

(continuação)

Práticas Inclusivas de Gestão	• Espaços, recursos ou atividades de inclusão e participação dos trabalhadores. • Espaços, recursos ou atividades de inclusão e participação dos usuários. • Ações em resposta às demandas de usuários e colaboradores identificadas em consulta a eles por meio de pesquisa de avaliação da cultura institucional de humanização, pesquisa de satisfação dos usuários, pesquisa de clima organizacional, ouvidoria, visita técnica, grupos operativos, reuniões de equipe, etc. • Aprimoramento de equipes multiprofissionais e do trabalho interdisciplinar. • Inserção da humanização em projetos ou atividades de gestão da instituição. • Aprimoramento e, ou, organização de processos de trabalho que adotam princípios da humanização. Exemplos: Projetos de humanização definidos no planejamento estratégico da instituição. Grupo de pacientes para discutir projetos específicos de melhoria do atendimento com vistas a aprimorá-los mediante sugestões dos pacientes. Rodas de conversas com o diretor com vistas a integrar colaboradores de diferentes setores e facilitar a comunicação com a diretoria. Na Rede Humaniza FMUSPHC, destacamos o "Programa de Terapia Antimicrobiana Parenteral Ambulatorial", implantado no IOT em parceria com outros serviços da rede SUS, envolvendo ações conjuntas de gestão.
Ambiência	• Ações para a criação de espaços acolhedores, agradáveis e amigáveis para usuários, trabalhadores, equipes. • Ações sobre o ambiente físico que favoreçam o cuidado humanizado. • Ações de promoção de bem-estar e qualidade de vida para usuários e, ou, colaboradores. Exemplos: Brinquedoteca. Horta comunitária para pacientes ambulatoriais e colaboradores. Espaços de descanso para colaboradores durante seus plantões. Na Rede Humaniza FMUSPHC, destacamos: 1. O desfile de moda de pacientes no ICESP. 2. A personalização de máscaras faciais para crianças com motivo de super-heróis, na radioterapia do InRad.
Ações de Ensino de Humanização	Ações educacionais cuja temática central são os conhecimentos, conceitos, valores, comportamentos, habilidades e competências que fazem parte da humanização como campo teórico e prático. Exemplos: • Palestras, simpósios, seminários, etc. cujo tema principal é a humanização. • Inserção de aulas, disciplinas ou atividades curriculares nos cursos de graduação das profissões da área da saúde. • Oficinas de humanização para os colaboradores.

(continua)

(continuação)

Ações de Ensino de Humanização	Na Rede Humaniza FMUSPHC, e na perspectiva do cuidado integral humanizado, destacamos o programa "Sua vida vale mais sem vacilo" do IMREA, para a conscientização de pessoas que trabalham no trânsito e estudantes sobre os acidentes de trânsito e suas consequências para a vida.
Arte e Cultura	Ações que utilizam elementos artísticos ou da cultura como recurso para o desenvolvimento da humanização. Exemplos: • Atividades para pacientes com temas retirados do folclore regional de sua procedência. • Atividades de música, artes plásticas e dança em hospital. • Contação de estórias e palhaços de hospital. Na Rede Humaniza FMUSPHC, destacamos o programa "Visita virtual artística" do InCor, que oferece música e contação de histórias aos pacientes em modo remoto.
Práticas de Cuidado	Ações fora do escopo e rotina das profissões da área da saúde que se constituem em atividades assistenciais à saúde, complementares ou de apoio especializado ao cuidado. Essas ações envolvem conhecimento técnico de áreas específicas, ou práticas a elas vinculadas. Exemplos: • Atividades de arteterapia para pacientes. • Assistência religiosa ou espiritual para pacientes. • Ginástica laboral. Na Rede Humaniza FMUSPHC, destacamos o programa "Visita remota para pacientes internados e seus familiares" implantado no ICHC, InCor e IOT, como ação complementar do cuidado psicológico aos pacientes.
Outros	• Nenhuma das anteriores, mas que se enquadram no conceito de ação de humanização conforme o nosso guia de humanização.

Fonte: Guia Técnico-político para o Desenvolvimento da Humanização na Saúde. HCFMUSP, 2022.

Ao longo do tempo, as ações de humanização podem se transformar em programas e rotinas, incorporando-se à vida institucional. Apenas a quantidade de ações de humanização em um serviço de saúde não nos informa suficientemente o quanto a humanização está impregnada ou não na vida institucional, mas sim a quantidade de ações de humanização realizadas em determinado período e, proporcionalmente, em quais âmbitos temáticos.

Logo no início da implantação desse modelo de gestão da humanização, uma das críticas mais comuns vindas de pessoas de fora do HC era a de que estaríamos "engessando" as práticas de humanização, perdendo seus elementos de criatividade. Contrariamente a esse ponto de vista, argumentamos que a humanização se realiza no cotidiano do hospital por iniciativas espontâneas de trabalhadores, pacientes, voluntários, ou de forma tecnicamente amparada em projetos definidos por gestores. A tarefa de qualquer grupo de trabalho de humanização é estimular esse livre acontecer da humanização. Exceto no tocante a ações estratégicas, não se recomenda que o grupo de trabalho de humanização realize ele próprio as ações de humanização de um serviço, mas sim que assessore as áreas segundo balizas pré-estabelecidas. Contudo, cabe ao grupo de humanização – que se quer estratégico em uma instituição

– diagnosticar, monitorar e divulgar as ações de humanização de seu serviço. Ou seja, realizar uma gestão corporativa da humanização que a consubstancie como cultura institucional.

Por conseguinte, uma vez elaborado nosso quadro de classificação das ações de humanização, passamos à elaboração da metodologia de mapeamento. O objetivo de mapear ações de humanização é identificar sua ocorrência nas áreas, categorizá-las, quantificá-las, e monitorar tendências na instituição. Além disto, o mapeamento também funciona como uma estratégia de divulgação e de engajamento de pessoas de diversos setores e diferentes funções, uma vez que elas passam a se reconhecer como participantes da cultura de humanização do hospital.

Em termos gerais, a metodologia de mapeamento criada, segue as etapas:

1. O Grupo de Trabalho de Humanização (GTH) de cada instituto elabora um cronograma de visitas às áreas para falar sobre humanização e orientar os profissionais sobre como informar-lhe as ações por eles desenvolvidas, utilizando ferramenta criada pelo NH em planilha eletrônica.
2. Solicita-se às áreas o preenchimento dessa planilha contendo as ações de humanização do seu setor e o envio ao GTH dentro de determinado prazo.
3. O GTH faz correções e encaminha essa planilha para o NH.
4. O NH consolida os dados, analisa e emite relatórios que são enviados aos gestores e divulgados no site da Rede Humaniza FMUSPHC.

O mapeamento teve início em 2014 e contribuiu para o aumento de 45% de ações diagnosticadas no HC comparativamente ao ano anterior, mostrando ser uma boa metodologia de identificação e mensuração de ações de humanização nos serviços de saúde. Não obstante, manter o mapeamento de forma sistemática em todos os institutos é um desafio para a gestão corporativa da humanização. Para minimizar o problema, periodicamente, o NH realiza oficinas de treinamento dos GTHs para capacitá-los a utilizar a ferramenta, além de manter uma linha direta com os grupos para tirar dúvidas a qualquer momento.

O mapeamento também serviu para aprimorar outra importante ferramenta de gestão da humanização, a saber, os indicadores de humanização. Para a análise dos dados coletados no mapeamento, o NH elaborou indicadores de humanização definidos como unidades de medida das ações de humanização realizadas segundo quantidade de empreendimentos e qualidade categórica das ações, público a que se destinam e a temporalidade de desenvolvimento (Quadros 7, 8 e 9). Como exemplo do modo como trabalhamos, nas figuras 4 e 5, apresentamos os indicadores categóricos simples de humanização no HC em 2021, os indicadores de público atendido e de temporalidade das ações.

Quadro 7. Indicadores de humanização segundo âmbito das ações de humanização

Indicador	Descrição
Práticas de cuidado	N° de práticas de cuidado / N° total de ações
Acolhimento	N° de acolhimento / N° total de ações
Práticas inclusivas de gestão	N° de práticas inclusivas de gestão / N° total de ações

(continua)

(continuação)

Ambiência	N° de ambiência / N° total de ações
Ações de ensino de humanização	N° de ações de ensino de humanização / N° total de ações
Arte e cultura	N° de ações de arte e cultura / N° total de ações
Outros	N° de outras ações / N° total de ações

Fonte: Guia Técnico-político para o Desenvolvimento da Humanização na Saúde. HCFMUSP, 2022.

Na Figura 2, podemos observar e comparar os indicadores de humanização da Rede Humaniza FMUSPHC elaborados a partir da classificação das ações de humanização mapeadas em 2021 segundo âmbito da ação.

Figura 2. Indicadores categóricos de humanização na Rede Humaniza FMUSPHC em números percentuais em 2021. n = 604 ações

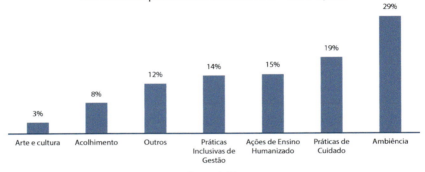

Fonte: NH.

Além da classificação temática das ações de humanização, outro aspecto imprescindível para a sua presença como cultura é o envolvimento de todas as pessoas que participam da vida institucional. As ações de humanização devem contemplar pacientes, familiares, acompanhantes, alunos, residentes, estagiários, pesquisadores, professores, profissionais da saúde, colaboradores de todos os setores, inclusive os terceirizados. O monitoramento do indicador de humanização segundo o público a que se dirigem as ações cumpre a função de resguardar todos os destinatários (Quadro 8 e Figura 3).

Quadro 8. Indicadores de humanização segundo público destinatário das ações de humanização

Indicador	Descrição
Público interno (colaboradores, gestores)	N° de internos / N° total de ações
Público externo (pacientes, acompanhantes, estudantes, residentes, etc.)	N° de externos / N° total de ações
Público interno e externo	N° de internos e externos / N° total de ações

Fonte: Guia Técnico-político para o Desenvolvimento da Humanização na Saúde. HCFMUSP, 2022.

Figura 3. Indicadores de humanização segundo público atendido na Rede Humaniza FMUSPHC em números percentuais em 2021. n = 604 ações

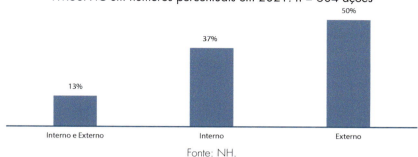

Fonte: NH.

A periodicidade das ações de humanização constitui um indicador que nos ajuda a estimular a perseverança necessária para que a humanização, ao longo do tempo, se impregne no cotidiano das práticas como valores e comportamentos. Ações pontuais, de um modo geral, não promovem transformações, enquanto que ações que se desenvolvem continuamente têm mais chances de se incorporar e se manter nas rotinas dos serviços (Quadro 9).

Quadro 9. Indicadores de humanização segundo temporalidade das ações de humanização

Indicador	Descrição
Ações contínuas	N° de ações contínuas / N° total de ações
Ações pontuais	N° de ações pontuais / N° total de ações

Fonte: Guia Técnico-político para o Desenvolvimento da Humanização na Saúde. HCFMUSP, 2022.

Em 2021, observamos que as ações de humanização se distribuíram em 55% de ações contínuas e 45% de ações pontuais na Rede Humaniza FMUSPHC.

As informações assim obtidas são importantes porque permitem o acompanhamento da humanização no Complexo HC e subsidiam a alta administração para avaliar o desenvolvimento da humanização corporativa. Ademais, ajudam na orientação da política de humanização e no direcionamento de projetos, processos e protótipos de humanização.

Outro importante indicador se refere ao desempenho da humanização em termos de alcance das pessoas a que se destinam (Quadro 10). Ele é calculado a partir de dados obtidos pela ferramenta de mapeamento das ações, na qual se registra o número de pessoas que se esperava atender com cada ação de humanização e o número que de fato foi atendido.

Quadro 10. Indicador de alcance das ações de humanização

Indicador	Descrição
Alcance da ação	N° de pessoas atendidas / N° previsto de pessoas atendidas

Fonte: Guia Técnico-político para o Desenvolvimento da Humanização na Saúde. HCFMUSP, 2022.

As figuras 4 e 5 mostram exemplos de informações obtidas com tal indicador.

Figura 4. Indicador de alcance das ações de humanização na Rede Humaniza FMUSPHC no primeiro, segundo e terceiro quadrimestre de 2021.
(n atendido=920.053; n previsto = 993.841)

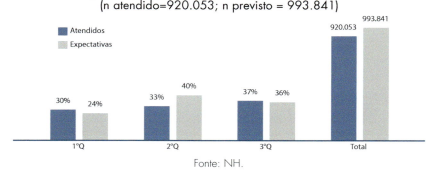

Fonte: NH.

Figura 5. Indicadores de alcance das ações de humanização na Rede Humaniza FMUSPHC segundo âmbito, em 2021. (n atendido=920.053; n previsto=993.841)

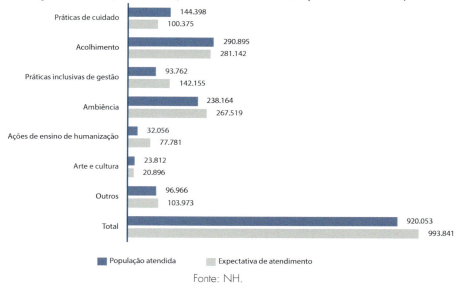

Fonte: NH.

Apesar da importância dessas métricas, cuja simplicidade facilitou sua implantação, é importante assinalar que elas apresentam limitações. A começar pelo fato de que ações de humanização não são iguais em complexidade, portanto, a simples contagem de ações pode levar a interpretações enviesadas. Ações de humanização podem ser atividades, projetos, programas, com diferentes empreendimentos que precisam ser considerados na sua avaliação. Ademais, elas podem ter diferentes impactos na estimulação da cultura de humanização que, em última instância, é o objetivo principal das ações de humanização segundo nossa concepção. Sendo assim, entendemos que os indicadores de humanização devem ser objeto de estudo e aprimoramento nos próximos anos.

Em outra perspectiva, na gestão de projetos de humanização desenvolvidos pelo NH, elaboramos indicadores de desempenho que informam a qualidade percebida pelos usuários e a capacidade dos serviços de sustentar a execução das ações conforme planejado (Quadros 11 e 12). Esses indicadores são construídos a partir de respostas a questionários de avaliação de experiência e de satisfação do público alvo e de registros de monitoramento dos projetos.

Quadro 11. Indicadores de qualidade das ações de humanização

Indicador	Descrição
Satisfação do usuário/colaborador com a experiência do projeto	N° de respostas "muito satisfeito" + "satisfeito" / N° total de respostas
NPS (Net Promoter Score)	% de usuários promotores (notas 9 e 10 de recomendação do projeto) – % de usuários detratores (notas 0 a 6 de recomendação do projeto)

Fonte: Guia Técnico-político para o Desenvolvimento da Humanização na Saúde. HCFMUSP, 2022.

Quadro 12. Indicador de realização das ações de humanização

Indicador	Descrição
Realização	N° de encontros ou atividades realizadas / N° total de encontros ou atividades previstas

Fonte: Guia Técnico-político para o Desenvolvimento da Humanização na Saúde. HCFMUSP, 2022

Os indicadores de humanização são periodicamente analisados em reuniões de gestores e auxiliam análises de situação, orientação de planos de ação e monitoramento de ações implementadas.

No campo da humanização, os indicadores de humanização representaram uma inovação e contribuição ao campo teórico-prático da humanização em saúde. Antes do desenvolvimento das métricas que adotamos, alguns indicadores hospitalares clássicos já haviam sido sugeridos pelo Ministério da Saúde para monitorar a humanização.[4] Entretanto, entendemos que indicadores hospitalares são meios indiretos de "medir" processos de humanização. Para acompanhar a implantação e desenvolvimento de ações de humanização propriamente dita são necessários indicadores específicos. O modelo de gestão da humanização no HC recebeu menção honrosa no Prêmio Mário Covas de 2015, e está publicado como produção técnico-científica.[5]

2.2 Avaliação e acreditação da cultura de humanização

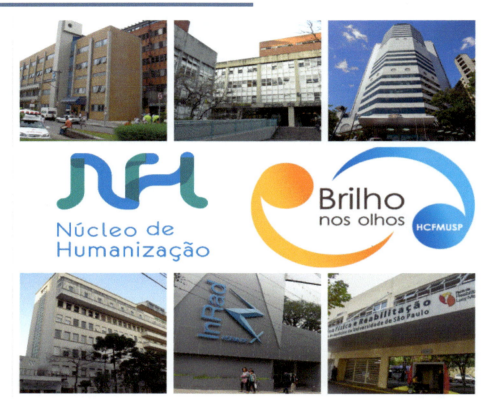

Unidades HC do eixo temático "Humanização Institucional" do Brilho nos Olhos HCFMUSP.
Foto: NH.

Algum tempo depois de implantado o modelo de gestão das ações de humanização, percebemos que embora ele propiciasse avanços no seu desenvolvimento corporativo, dando visibilidade e contornos administrativos mais técnicos para a inserção da humanização nas áreas, o número de ações contabilizadas não refletia exatamente a humanização como ela ocorria no dia-a-dia. Por exemplo, a presença de institutos que contabilizavam um número relativamente baixo de ações de humanização, mas que alcançavam altos índices de satisfação dos usuários com os serviços e eram reconhecidos em excelência pelas organizações de acreditação hospitalar. Esses achados não chegaram a surpreender uma vez que ações de humanização são ativadores de mudança que, ao longo do tempo e à medida que o *ethos* da humanização vai sendo incorporado ao cotidiano, tornam-se menos necessárias. Estava claro que contabilizar ações não era suficiente e era preciso criar metodologia para estudar a cultura institucional de humanização.

Por cultura institucional entendemos o conjunto de valores, hábitos, técnicas, procedimentos, normas, atitudes, sentimentos e afetos produzidos pelas pessoas em ação cotidiana em torno de objetivos comuns no seu ambiente de trabalho.[6] A cultura institucional é um bem imaterial que atravessa todas as dimensões da organização, interferindo nos seus objetivos, nas práticas assistenciais e administrativas, nas relações de trabalho e no comportamento das pessoas. Ainda que setores, equipes, níveis hierárquicos e categorias profissionais possam constituir subculturas específicas, acabam por subsumir dentro de uma cultura macro institucional dominante. Consequentemente, está relacionada a elementos vitais da experiência das pessoas no trabalho, tais como: satisfação e motivação, qualidade de vida, saúde ou estresse ocupacional, clima organizacional, resultado e qualidade do trabalho, etc.

Mesmo que a cultura institucional seja pouco conhecida pela instituição – como é frequente no Brasil[7] – ela é uma manifestação humana ativa e coletiva que impacta o desempenho da organização com um todo e determina-lhe uma imagem para si mesma e para a sociedade.

Na área da saúde, a cultura institucional é especialmente complexa. No hospital, somam-se às subculturas das categorias profissionais os muitos e diferentes pacientes, familiares, acompanhantes, que trazem para dentro do hospital outras tantas histórias, subjetividades, e expectativas plurais.

A cultura institucional é particularmente importante para a humanização porque molda o ambiente de trabalho e, no seu interior, influencia o comportamento das pessoas e as suas relações. Reciprocamente, as pessoas em ação cotidiana também afetam a cultura institucional. Nessa interação dinâmica, as práticas de humanização incidem sobre elementos culturais que, ancorados em seus princípios, valores e comportamentos, resultam no compromisso ético e relacional necessário para uma experiência positiva do paciente e dos trabalhadores com a instituição.

Nessa perspectiva, e enquanto um recorte da cultura institucional propriamente dita, definimos a cultura de humanização como a qualidade do ambiente afetivo e dos padrões de comportamento percebidos por indivíduos e equipes no dia a dia. Essa cultura é resultado da expressão dos princípios morais e valores humanos, bem como dos comportamentos que refletem a incorporação dos conceitos e práticas de humanização na organização.

No Núcleo de Humanização, com vistas ao desenvolvimento da cultura de humanização, adotamos um *ethos* que, em linhas gerais, adota e estimula:

1. Princípios de respeito à vida e à dignidade da pessoa humana;
2. Valores de compromisso com o bem coletivo;
3. Consideração ao protagonismo das pessoas;
4. Recuperação de virtudes que norteiam ações justas e solidárias, tais como, prudência, justiça, temperança e compaixão;
5. Competência relacional e aprimoramento ético das relações interpessoais;
6. Comportamentos de colaboração, acolhimento, diálogo e empatia;

7. Métodos de inclusão das pessoas (usuários, estudantes, gestores de todos os níveis hierárquicos, profissionais da saúde, colaboradores, etc.) nas ações de atenção e gestão em saúde, estimulando a participação com responsabilidade;

8. Busca de resultados de excelência nas ações de humanização.

A cultura da humanização em saúde cria condições para o cuidado mais personalizado e propicia um ambiente organizacional menos conflituoso. Estudá-la é particularmente importante quando se almeja a geração de mais valor humano para a instituição, pois se investiga em profundidade os meandros comportamentais da vida institucional, identificando-se aspectos sutis de linguagem, de atitude, de eventos informais naturalizados, nem sempre apreendidos pelas avaliações da rotina administrativa dos serviços, mas que, silenciosamente, impactam no resultado de sua atividade-fim.

Com o objetivo de identificar e avaliar a cultura institucional de humanização, no período de 2013 a 2019, desenvolvemos uma metodologia que revela a presença (ou não) de elementos de humanização evidenciáveis, assim como informações úteis para o seu aperfeiçoamento nas práticas de atenção, ensino e gestão de serviços de saúde.

A metodologia de avaliação da cultura de humanização baseia-se nos modelos de métodos mistos de pesquisa.[8] O desenho metodológico considera que o objeto de estudo – a cultura de humanização – pela sua complexidade teórica e fática é melhor abordado pela triangulação de dados obtidos por meio de técnicas quantitativas e qualitativas de investigação. Inicialmente elaboramos um constructo teórico referenciado por estudos de campos interdisciplinares de conhecimentos da área da saúde, da administração, da educação e da pesquisa acadêmica. Elaboramos uma metodologia composta pelo seguinte conjunto de técnicas e instrumentos:

1. Exame documental da humanização em seu aspecto formal.
2. Visita técnica à unidade para observação direta de suas práticas.
3. Entrevista semiestruturada com o responsável pela humanização.
4. Questionário para colaboradores e voluntários.
5. Questionário para gestores.
6. Entrevista semiestruturada com o representante da alta direção.
7. Questionáro para pacientes e acompanhantes.
8. Questionário para estudantes.

Por meio de questionários eletrônicos, entrevistas presenciais, exame de documentos, observação do ambiente e de práticas cotidianas, coletamos uma vasta variedade de dados objetivos – inclusive, quando pertinente, comprovados por meio da apresentação de evidências – e dados relativos a percepções das pessoas. As abordagens de gestores são realizadas levando-se em conta os setores mais relacionados à humanização – tais como, comunicação, segurança do paciente, qualidade, gestão de pessoas, ouvidoria, direção médica, direção de enfermagem, direção de equipe multiprofissional – e as características próprias da organização como hierarquia e especificidades dos serviços prestados. As abordagens dos colaboradores abrangem pessoas das áreas administrativas e assistenciais, obedecendo certa proporcionalidade entre as categorias profissionais e a quantidade de colaboradores nos setores. Os estudantes abordados compõem um segmento de alunos de graduação, pós-graduação e residência em saúde. Já a escolha dos pacientes e outros usuários para as entrevistas é feita aleatoriamente em enfermarias, ambulatórios, e prontos-socorros, com atenção para que os atendimentos assistenciais não sejam prejudicados. Desta forma, busca-se conhecer o ponto de vista dos diferentes profissionais e equipes, colaboradores, gestores e usuários do serviço. A inclusão do usuário no processo de avaliação, atribuindo relevância ao seu ponto de vista é fundamental para a humanização.

Os dados e as evidências assim coletados recebem pesos diferenciados segundo a sua importância conceitual, técnica, e empírica, definida previamente a partir de estudos da área da humanização. São então submetidos à análise relativamente aos seguintes elementos da humanização: humanização do cuidado, acolhimento (recepção, ambiência, escuta qualificada), gestão da humanização, humanização para o colaborador, ensino de humanização e gestão participativa. Para cada elemento, verifica-se o percentil obtido na sua análise em relação à pontuação máxima que caracteriza a excelência em humanização. Esses percentis, dentro de um intervalo determinado, classificam o hospital (ou área, ou serviço, etc.) segundo seu estado de desenvolvimento da humanização, como mostra o Quadro 13 e a Figura 6.

Quadro 13. Estado de desenvolvimento da cultura de humanização segundo percentual da pontuação máxima

Pontuação	Estado
76% a 100%	Excelência em cultura de humanização
51% a 75%	Pleno em cultura de humanização
26% a 50%	Cultura de humanização em desenvolvimento
0% a 25%	Cultura de humanização não evidenciada

Fonte: adaptado do Manual de Desenvolvimento de Avaliação da Cultura de Humanização do Núcleo de Humanização.

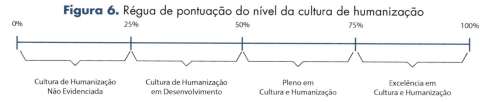

Figura 6. Régua de pontuação do nível da cultura de humanização

Fonte: Manual de Desenvolvimento de Avaliação da Cultura de Humanização do Núcleo de Humanização.

Por meio dessa avaliação, podemos identificar o quanto a cultura de humanização está incorporada ao cotidiano organizacional e localizar problemas específicos que obstaculizam seu desenvolvimento. As não conformidades mapeadas durante o processo e que caracterizam falha no cumprimento de requisitos ou exigências da humanização sinalizam a necessidade de adequação aos requisitos para avançar na direção da cultura de humanização e podem se constituir em alvos mais certeiros de programas de melhoria contínua dos serviços e de educação permanente dos colaboradores, tendo em vista a experiência positiva do paciente e os melhores resultados práticos do serviço.

A aplicação dessa metodologia nos serviços, quaisquer que sejam, envolve o planejamento de sua operacionalização passo a passo, que vai do momento em que o serviço de saúde procura o NH com a demanda de realizar a avaliação da cultura de humanização até o momento da apresentação dos relatórios de finalização do processo, segundo o roteiro:

1. Reunião entre gestores do serviço de saúde e NH para estabelecer o contrato da avaliação.
2. Designação de grupo de trabalho composto por membros da equipe do NH e de colaboradores do serviço.
3. Preparo do ambiente organizacional para a avaliação.
4. Planejamento da coleta de dados.
5. Organização das áreas para receber a equipe técnica avaliadora do NH.
6. Desenvolvimento das ações de comunicação institucional.
7. Desenvolvimento da coleta de dados e evidências pela equipe técnica avaliadora do NH.
8. Análise dos dados e preparo de relatórios pela equipe técnica do NH.
9. Reunião de finalização do processo com devolutiva do NH ao serviço.

Em 2019, a cultura de humanização foi o tema de um dos eixos programáticos do planejamento estratégico da Superintendência do Hospital das Clínicas. Formou-se, então, um grupo de gestores dos vários institutos e, sob a coordenação do NH, a metodologia de avaliação da cultura de humanização foi aprimorada, testada e validada. Paralelamente, com base nessa metodologia de avaliação, o grupo criou um programa de acreditação em humanização que confere selos com a marca do Sistema FMUSPHC que certificam publicamente o compromisso dos serviços com a humanização (figura 7).

Figura 7. Selos de Humanização Ouro, Prata e Bonze.

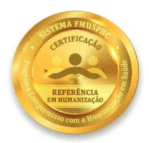 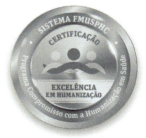 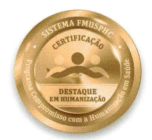

Fonte: NH.

O "Programa de Certificação do Compromisso com a Humanização" tem o objetivo de estimular o desenvolvimento da humanização como cultura institucional nos serviços de saúde por meio de criteriosa avaliação e de recomendações baseadas em evidências sobre ações que promovem e consolidam a humanização.

Elaborado no modelo de selos de certificação para reconhecimento público das práticas de humanização de uma instituição, o Programa prevê avaliações e recomendações em gradações – Selo Bronze (Humanização na Assistência à Saúde), Selo Prata (Humanização na Assistência e Trabalho em Saúde) e Selo Ouro (Humanização na Assistência, Trabalho, Ensino e Gestão) – que estimulam o desenvolvimento constante e sustentado da humanização nas áreas e nos serviços como um todo, como disposto no Quadro 14. O quadro apresenta também alguns produtos agregados, tais como, como possíveis estudos complementares ou produtos optativos que podem ser adquiridos para o aprimoramento da humanização a partir do resultado diagnóstico realizado.

Quadro 14. Selos do Programa de Certificação de Compromisso com a Humanização

Produto Principal	Dimensões de Compromisso	Produtos Optativos
Avaliação da cultura de humanização	1. Humanização na assistência – experiência do paciente e ambiência. 2. Humanização no trabalho – experiência dos colaboradores e gestores e ambiência. 3. Humanização no ensino – experiência dos estudantes e ambiência. 4. Gestão da humanização – valores, investimentos e ações de humanização documentadas.	• Estudo de cada dimensão • Consultoria para o desenvolvimento de cada dimensão • Cursos baseados nos diagnósticos
Selos de humanização	Cultura de humanização avaliada em todas as dimensões.	• Preparação para a certificação e obtenção do selo de humanização • Diagnóstico da cultura de humanização • Consultoria para ações de melhoria • Cursos baseados no diagnóstico

Fonte: Manual de Desenvolvimento de Avaliação da Cultura de Humanização do Núcleo de Humanização.

2.3 Investigação da experiência do paciente

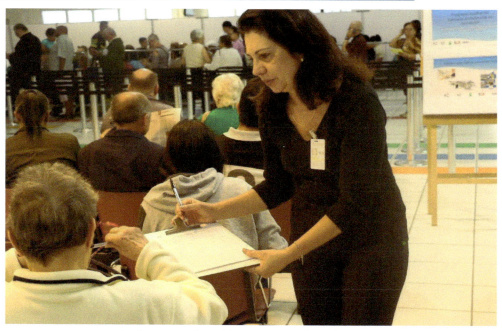

Acolhimento na Central de Dispensação de Medicamentos
Foto: NH.

Enquanto, em 2004, o Ministério da Saúde lançava a Política Nacional de Humanização (PNH), na mesma época, nos Estados Unidos, na Cleveland Clinic, era criado o primeiro escritório de experiência do paciente para estudar fatores clínicos e não-clínicos que interferem na experiência do paciente ao longo de sua jornada pelo serviço de saúde. A proposta era conhecer o ponto de vista do paciente sobre a organização assistencial para acompanhar e gerenciar dificuldades e resultados frente às suas expectativas. A experiência do paciente aborda questões fáticas, éticas e volitivas dos pacientes em relação à instituição de saúde.[9]

No escopo da humanização, e com o objetivo de compreender a expectativa e a vivência do paciente no atendimento hospitalar, o NH desenvolveu um programa para identificar as impressões e expectativas de pacientes e acompanhantes quanto à humanização no cuidado.

O estudo da experiência do paciente em humanização no HC teve início em 2015 nas enfermarias e serviços parceiros dos projetos de humanização do NH. Elaboramos um desenho de pesquisa utilizando métodos mistos – quantitativo e qualitativo – de investigação e análise do setor em relação ao cuidado recebido pelos pacientes, sobretudo nos aspectos relacionais, comunicacionais e éticos. Elaboramos e validamos estatisticamente um questionário de entrevista de pacientes que, após o consentimento do setor e dos pacientes e acompanhantes, é aplicado a cada seis meses. As entrevistas são realizadas pela equipe do NH, assim como a análise dos dados, cujo resultado gera indicadores de satisfação do paciente com a humanização no setor, compondo o painel de indicadores de humanização do NH. Com estes, podemos orientar os setores quanto a melhorias do cuidado humanizado na perspectiva dos pacientes.

O Questionário de Experiência do Paciente em Humanização é um instrumento de coleta de dados criado a partir de questionários de satisfação de usuários utilizados no Brasil e no exterior, que abordam o cuidado humanizado e a medicina centrada no paciente. Conceitualmente, o questionário se sustenta em pilares fundamentais da humanização e da bioética, tais como, acolhimento, comunicação efetiva, consentimento e decisão compartilhada. Assim construído, ele permite avaliar as impressões de pacientes e acompanhantes sobre a humanização da assistência no período de sua permanência na instituição em três domínios:

1. Informações gerais do hospital para o exercício da cidadania: funcionamento do HC, ouvidoria e outros dispositivos para comunicação com a instituição.

2. Acolhimento no setor em que está sendo atendido: respeito, atenção, comunicação, acesso à equipe, atitude dos profissionais, respostas personalizadas às demandas,

3. Informações sobre o processo saúde-doença-cuidado e a segurança do paciente para o exercício da autonomia e da tomada de decisão compartilhada.

O questionário constitui-se de 16 perguntas fechadas e 3 abertas e utiliza uma escala de mensuração do tipo *Likert* de cinco alternativas. As respostas indicam a combinação da direção de resposta (concordo e não concordo) com a intensidade da resposta (extensão do concordar e não concordar) em relação à forma como o paciente apreende toda a experiência vista, ouvida e sentida em sua jornada assistencial. As questões abertas são analisadas por metodologia qualitativa do tipo discurso do sujeito coletivo.

Na figura 8, como exemplo, apresentamos o resultado do uso do questionário em uma enfermaria clínica.

Figura 8. Números relativos de pacientes muito satisfeitos e satisfeitos com a humanização em uma enfermaria do HC em 4 aferições semestrais consecutivas

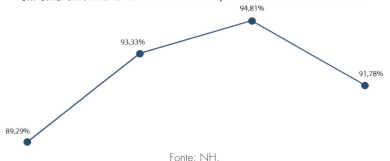

Fonte: NH.

Na enfermaria tomada como exemplo, observa-se uma queda na satisfação com o atendimento, cuja explicação se deve à diminuição do número de enfermeiros no período. No Quadro 15, pela análise qualitativa, podemos aprofundar a compreensão da avaliação do paciente obtida da análise quantitativa.

Quadro 15. Percepção dos pacientes sobre o atendimento humanizado em uma enfermaria do HC pelo método de análise do discurso do sujeito coletivo no período em seguimento

> Atendimento humanizado é um atendimento bom, especial e com mais atenção da enfermagem e dos médicos. É se colocar no lugar do paciente. É ser bem atendido e tratado com boa comunicação da equipe médica e de enfermeiros com os pacientes que estão debilitados e necessitados. Quando faltam enfermeiros e médicos, a atenção diminui... a humanização também.

Fonte: NH.

A partir do questionário, podemos estudar a satisfação dos pacientes com a humanização dos serviços apresentada no painel de indicadores, como mostra o Quadro 16.

Quadro 16. Avaliação da experiência do paciente com humanização na opinião de pacientes e acompanhantes por ambulatório e, ou, enfermaria do HC em 2017

Unidades	Acolhimento pelos profissionais	Informações do cuidado	Informações gerais
Enfermaria Reumatologia ICHC	95%	100%	100%
Enfermaria Urologia ICHC	99%	99%	100%
Enfermarias 9º andar ICHC	100%	100%	100%
Enfermaria Lesado Medular IOT	98%	93%	87%
Enfermaria Neurologia ICHC	99%	92%	79%
Enfermaria Pediatria INCOR	98%	96%	89%
Enfermaria Clínica Médica ICHC	95%	96%	83%
Hospital Auxiliar de Suzano	90%	86%	73%
Ambulatório Obstetrícia ICHC	100%	95%	83%
CDM (Farmácia HC)	87%	88%	79%

Porcentagem de satisfação boa e ótima com a experiência em humanização

Fonte: adaptado da monografia do concurso de livre-docência de Rios IC, FMUSP, 2019.

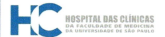
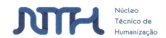

NÚCLEO TÉCNICO E CIENTÍFICO DE HUMANIZAÇÃO DA DIRETORIA CLÍNICA DO HOSPITAL DAS CLÍNICAS DA FACULDADE DE MEDICINA DA UNIVERSIDADE DE SÃO PAULO

Orientação para aplicação do Questionário de Experiência do Paciente no Cuidado Humanizado

Este documento tem por objetivo orientar a aplicação do questionário nas unidades do HCFMUSP.

1. Antes de iniciar a aplicação é preciso se apresentar e perguntar se o paciente/acompanhante aceita responder algumas perguntas sobre aquela unidade onde está naquele momento. (É recomendável gravar o consentimento)

2. Crianças com 12 anos ou mais podem responder o questionário. Os questionários a respeito de crianças com menos de 12 anos devem ser realizados com o responsável. (É recomendável gravar o consentimento)

3. As informações do perfil do usuário se referem à pessoa que está respondendo o questionário.

4. Dia de internação do paciente: diz respeito à quantidade de dias em que o paciente está internado no momento da aplicação do questionário.

5. Perfil do usuário: para perguntar sobre a escolaridade, sugerimos que o aplicador pergunte até que série o paciente/acompanhante estudou.

6. Não se esqueça de especificar o local em que o questionário foi aplicado.

7. Pergunta 1: estimule o paciente/acompanhante a responder sem utilizar palavras que expliquem o que é humanização do seu ponto de vista. Deixe claro que não existe certo e errado, o que importa é a visão do entrevistado a respeito da humanização.

8. Pergunta 14a: Caso o paciente/acompanhante nunca tenha utilizado a ouvidoria, coloque a opção não se aplica (N/A).

9. As perguntas 15 e 16 devem ser aplicadas apenas para pacientes/acompanhantes que estão em ambulatório.

10. Pergunta 16: Caso o paciente/acompanhante não tenha recebido nenhuma orientação a respeito do tempo de espera, selecionar a opção N/A.

11. Perguntas 18 e 19: pedir para o paciente/acompanhante pensar qual foi o aspecto/situação/profissional que o deixou satisfeito e que o deixou insatisfeito com a humanização.

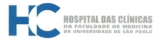 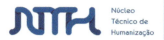

NÚCLEO TÉCNICO E CIENTÍFICO DE HUMANIZAÇÃO DA DIRETORIA CLÍNICA DO HOSPITAL DAS CLÍNICAS DA FACULDADE DE MEDICINA DA UNIVERSIDADE DE SÃO PAULO

QUESTIONÁRIO DE EXPERIÊNCIA DO PACIENTE NO ATENDIMENTO HUMANIZADO

Data aplicação:_____

Perfil do Usuário
Idade:
Acompanhante/responsável ( ) Usuário ( )
Área de Atendimento: ( ) Emergência ( ) Ambulatório ( ) Enfermaria
Especificar local _____
Sexo: ( ) Masculino ( ) Feminino ( ) Prefiro não declarar
Escolaridade: ( ) Analfabeto   ( ) Básico (1° à 4ª série)
( ) Fundamental (5ª a 8ª série)( ) Médio (2° grau)
( ) Superior   ( ) Pós-graduação

Pergunta 1:
O que o (a) Sr. (a) acha que é um atendimento humanizado?
_____
_____
_____

Pergunta 2:
Em relação à humanização nesta unidade, o (a) Sr. (a) se sente:
( ) Muito satisfeito ( ) Satisfeito ( ) Insatisfeito ( ) Muito insatisfeito ( ) N/A*
* Não se aplica

Pergunta 3:
Os profissionais desta unidade se apresentaram para o (a) Sr. (a)?
( )Sim ( )Não ( ) N/A

Pergunta 3a:
Em relação à essa atitude, como o (a) Sr.(a) se sente?
( ) Muito satisfeito ( ) Satisfeito ( ) Insatisfeito ( ) Muito insatisfeito ( ) N/A

Pergunta 4:
Em relação aos profissionais desta unidade, como o (a) Sr. (a) se sente quanto a:
Educação:
( ) Muito satisfeito ( ) Satisfeito ( ) Insatisfeito ( ) Muito insatisfeito ( ) N/A
Respeito:
( ) Muito satisfeito ( ) Satisfeito ( ) Insatisfeito ( ) Muito insatisfeito ( ) N/A
Atenção:
( ) Muito satisfeito ( ) Satisfeito ( ) Insatisfeito ( ) Muito insatisfeito ( ) N/A

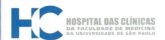 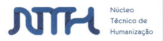

NÚCLEO TÉCNICO E CIENTÍFICO DE HUMANIZAÇÃO DA DIRETORIA CLÍNICA DO HOSPITAL DAS CLÍNICAS DA FACULDADE DE MEDICINA DA UNIVERSIDADE DE SÃO PAULO

Pergunta 5:
Em relação ao atendimento que está recebendo nesta unidade, como o (a) Sr. (a) se sente?
( ) Muito satisfeito ( ) Satisfeito ( ) Insatisfeito ( ) Muito insatisfeito ( ) N/A

Pergunta 6:
Em relação às informações recebidas pelo (a) Sr. (a) a respeito do funcionamento desta unidade, o (a) Sr. (a) se sente:
( ) Muito satisfeito ( ) Satisfeito ( ) Insatisfeito ( ) Muito insatisfeito ( ) N/A

Pergunta 7:
O (a) Sr. (a) se sentiu à vontade para fazer perguntas aos profissionais que lhe atenderam?
( )Sim ( )Não ( ) N/A

Pergunta 7a:
Em relação a essa situação, como o (a) Sr. (a) se sente?
( ) Muito satisfeito ( ) Satisfeito ( ) Insatisfeito ( ) Muito insatisfeito ( ) N/A

Pergunta 8:
O (a) Sr. (a) ficou satisfeito com o espaço que lhe deram para explicar seus problemas?
( ) Muito satisfeito ( ) Satisfeito ( ) Insatisfeito ( ) Muito insatisfeito ( ) N/A

Pergunta 9:
Em relação à facilidade para conseguir informações, como o (a) Sr. (a) se sente?
( ) Muito satisfeito ( ) Satisfeito ( ) Insatisfeito ( ) Muito insatisfeito ( ) N/A

Pergunta 10:
O (a) Sr. (a) sabe quem são os profissionais que cuidam do seu caso?
( )Sim ( )Não ( ) N/A

Pergunta 10a:
Em relação a essa situação, como o (a) Sr. (a) se sente?
( ) Muito satisfeito ( ) Satisfeito ( ) Insatisfeito ( ) Muito insatisfeito ( ) N/A

Pergunta 11:
Em relação às orientações recebidas pelo (a) Sr. (a) a respeito do tratamento, o (a) Sr. (a) se sente:
( ) Muito satisfeito ( ) Satisfeito ( ) Insatisfeito ( ) Muito insatisfeito ( ) N/A

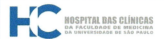 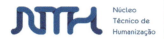

Núcleo Técnico e Científico de Humanização da Diretoria Clínica do Hospital das Clínicas da Faculdade de Medicina da Universidade de São Paulo

Pergunta 12:
Em relação à segurança dos procedimentos realizados pela equipe de saúde, como o (a) Sr. (a) se sente?
( ) Muito satisfeito ( ) Satisfeito ( ) Insatisfeito ( ) Muito insatisfeito ( ) N/A

Pergunta 13:
Em relação ao atendimento pela equipe de saúde para suas necessidades, como o (a) Sr. (a) se sente?
( ) Muito satisfeito ( ) Satisfeito ( ) Insatisfeito ( ) Muito insatisfeito ( ) N/A

Pergunta 14:
O Sr. (a) recebeu informações sobre a existência de um local para fazer reclamações, críticas, elogios e sugestões?
( )Sim ( )Não ( ) N/A

Pergunta 14a:
Como o Sr. (a) se sente em relação a esse serviço?
( ) Muito satisfeito ( ) Satisfeito ( ) Insatisfeito ( ) Muito insatisfeito ( ) N/A

As questões 15 e 16 são para pacientes que estão em ambulatório.

Pergunta 15:
Em relação ao tempo de espera para receber o primeiro atendimento, o (a) Sr. (a) se sente:
( ) Muito satisfeito ( ) Satisfeito ( ) Insatisfeito ( ) Muito insatisfeito ( ) N/A

Pergunta 16:
Em relação aos esclarecimentos que recebeu sobre o tempo de espera para o atendimento, como o (a) Sr.(a) se sente?
( ) Muito satisfeito ( ) Satisfeito ( ) Insatisfeito ( ) Muito insatisfeito ( ) N/A

Pergunta 17:
Utilizando uma escala de 1 a 10, em que 1 é a pior avaliação e 10 é a melhor, o quanto o (a) Sr. (a) recomendaria esta unidade do Hospital das Clínicas a um familiar ou amigo?
( ) 1   ( ) 2   ( ) 3   ( ) 4   ( ) 5   ( ) 6   ( ) 7   ( ) 8   ( ) 9   ( ) 10

Pergunta 18:
O que ou quem (profissional e/ou equipe) fez com que o (a) Sr (a) ficasse satisfeito com a humanização nesta unidade?
_____
_____
_____

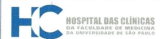 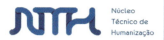

NÚCLEO TÉCNICO E CIENTÍFICO DE HUMANIZAÇÃO DA DIRETORIA CLÍNICA DO HOSPITAL DAS CLÍNICAS DA FACULDADE DE MEDICINA DA UNIVERSIDADE DE SÃO PAULO

Pergunta 19:
O que ou quem (profissional e/ou equipe) fez com que o (a) Sr (a) ficasse insatisfeito com a humanização nesta unidade?

_____
_____
_____
_____

Núcleo Técnico e Científico de Humanização da Diretoria Clínica do Hospital das Clínicas da Faculdade de Medicina da Universidade de São Paulo

Copyright © 2024

Todos os direitos reservados.

Não é permitida a reprodução de qualquer parte deste guia por qualquer meio sem permissão do Núcleo de Humanização do HCFMUSP em documento escrito.

Solicitações de permissão para cópias de qualquer parte deste guia devem ser enviadas para: humaniza.adm@hc.fm.usp.br.

Referências bibliográficas

1. HCFMUSP. Guia Técnico-político de Humanização do HCFMUSP. São Paulo, 2022.
2. Bauer MS et al. An introduction to implementation science for the non-specialist. BMC psychology. 2015; 3(1): 32.
3. Zepeda KGM et al. Fundamentals of Implementation Science: an intensive course on an emerging field of research. Esc. Anna Nery Rev. Enferm. 2018; 22(2): e20170323.
4. Brasil. Ministério da Saúde. Secretaria de Atenção à Saúde. Núcleo Técnico da Política Nacional de Humanização. Monitoramento e avaliação na política nacional de humanização na rede de atenção e gestão do SUS: manual com eixos avaliativos e indicadores de referência. Brasília: Editora do Ministério da Saúde, 2008.
5. HCFMUSP. Prêmio Mario Covas: Modelo Estratégico de Gestão da Humanização Adotado pelo Núcleo Técnico e Científico de Humanização no Hospital das Clínicas da FMUSP. 2015.
5. Mannion R, Davies H. Understanding organizational culture for healthcare quality improvement. BMJ (Clinical research ed.). 2018; (363): k4907.
7. Alves Chu R, Wood JRT. Cultura organizacional brasileira pós-globalização: global ou local. Rev. Adm. Publica. 2008; 42(5).
8. Schoonenboom J, Johnson RB. How to Construct a Mixed Methods Research Design. Kolner Z Soz Sozpsychol. 2017; 69(Suppl 2):107-131.
9. Wolf JA, Niederhauser V, Marshburn D, LaVela SL. Defining Patient Experience. Patient Experience Journal. 2014;1(1):7-19.

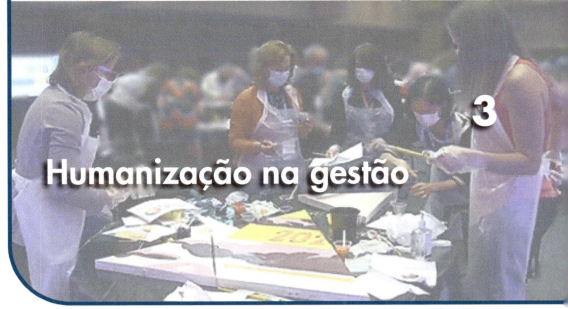

Humanização no Brilho nos Olhos HCFMUSP
Foto: HCFMUSP.

- Ouvidoria Geral do Hospital das Clínicas
- Grupo consultivo de pacientes sobre projetos e processos de aprimoramento de serviços do HC

Humanização na gestão

Em 2009, o Núcleo Técnico da Política Nacional de Humanização da Secretaria de Atenção e Saúde do Ministério da Saúde publicou um manual de avaliação dos serviços públicos de saúde nos seus vários níveis assistenciais por meio de indicadores hospitalares que serviriam como referência de humanização[1]. O documento elencava vários indicadores de gestão (quantitativos e qualitativos) que poderiam ser considerados indicadores de estrutura e processo de humanização dos serviços. Essa proposição colocava a humanização como intrínseca à gestão a tal ponto que poderia ser avaliada a partir de indicadores clássicos de administração de serviços, subsumindo-se neles ou, no seu extremo oposto, a eles se sobrepondo. Longe de aprofundar as implicações dessa proposição na administração dos serviços, a evocação desse documento, nesta seção, tem a finalidade de marcar a importância de a humanização se constituir em parte intrínseca da administração dos serviços, qualificando esta com os aspectos humanísticos que caracterizam aquela. A maturidade institucional para a humanização manifestar-se-ia em sua inserção nos processos administrativos para a assistência, a gestão de pessoas, a educação permanente, a gestão participativa, entre outros. Em outras palavras, em uma instituição comprometida com a humanização, ela participaria de ações de amplo alcance e de forte impacto institucional, e não meramente configurada em um grupo ou comissão responsável por ações periféricas de estímulo à boa convivência entre as pessoas, tais como eventos, confraternizações, etc.

Nessa linha de ação, o Núcleo de Humanização, desde sua criação, participa de comissões e de projetos da Diretoria Clínica e da Superintendência do Hospital das Clínicas e, mais recentemente, da Faculdade de Medicina da USP como integrante das equipes que participam do planejamento estratégico e de projetos estruturantes para o Sistema FMUSPHC (Quadro 17).

Quadro 17. Resumo analítico da participação do NH na gestão do HC e da FMUSP

Instância de integração	Ação integradora	Participantes	Produto ou resultado	Inovação com o NH
Comitê de Bioética da Diretoria Clínica	Discussão de temas de bioética e elaboração de pareceres	Representantes dos institutos, das áreas de gestão de pessoas, setor jurídico, *compliance*, humanização, usuários do HC, convidados externos das áreas do direito	Apoio às áreas assistenciais e elaboração de pareceres sobre situações trazidas por elas	Integração dos campos disciplinares da bioética e da humanização para ações conjugadas
Comissão de Acesso e Qualidade Hospitalar	Aproximação de gestores da Rede de Urgência e Emergência SUS-SP para aprimorar a regulação	Diretoria Clínica, Unidades de Emergência do HC, Núcleo de Humanização, Secretarias de Estado e Municipal da Saúde, SAMU e serviços da rede de referência	Criação e aprimoramento de fluxos para a regulação na Rede SUS de serviços de emergência	Ações de acolhimento e comunicação do funcionamento da regulação dirigidos a colaboradores e usuários dos prontos-socorros do HC
Reestruturação dos serviços de urgência e emergência do HC	Implantação do modelo de Acolhimento com Avaliação de Risco no HC	Diretoria Clínica, Diretorias Executivas e de Pronto-socorro dos Institutos, Divisão de Enfermagem, Núcleo de Humanização	Criação do serviço de acolhimento ao paciente nos prontos-socorros. Criação de equipe de apoio comunicacional	Inserção da humanização no treinamento de equipes de pronto-socorro para o acolhimento. Criação de equipe de humanização facilitadora da comunicação 24 h por dia
Eixo foco no paciente no planejamento estratégico do HC	Desenvolvimento de ações que melhoram a experiência do paciente	Diretores executivos e gestores dos institutos, diretores e gestores da Superintendência, Núcleo de Humanização	Criação do "Programa Acolher HC"	Elaboração de um projeto corporativo de acolhimento por meio de ação conjunta de gestores da alta administração e do Núcleo de Humanização
Reestruturação da Farmácia do HC	Desenvolvimento de ações para a melhoria da dispensação de medicamentos e do atendimento aos usuários	Chefia de Gabinete e gestores da Superintendência, gestores do Instituto Central e InCor, Núcleo de Humanização	Reforma da farmácia, reorganização dos processos de trabalho	Inserção de ações de humanização para colaboradores e usuários com foco nas mudanças em implantação

(continua)

3 • Humanização na gestão

(continuação)

Eixo otimização de fluxo de paciente no planejamento estratégico do HC	Estudo da jornada do paciente para melhorar tempos de espera e atendimento	Diretores executivos e gestores dos institutos, diretores e gestores da Superintendência, gestores da Diretoria Clínica, Núcleo de Humanização	Projeto de aprimoramento dos fluxos de atendimento aos usuários por meio da informatização	Inserção da perspectiva da humanização na elaboração de um projeto gerencial de informatização
Eixo protocolos clínicos no planejamento estratégico do HC	Elaboração de um projeto para implantar uma comissão de padronização de protocolos clínicos para diversas situações clínicas	Diretores e gestores da Diretoria Clínica, gestores da Superintendência e Núcleo de Humanização	Criação de uma comissão de gestão de protocolos clínicos no HC	Elaboração de material de divulgação do projeto para as equipes clínicas
Eixo Humanização no planejamento estratégico do HC	Aproximação de lideranças dos Institutos para aprimorar projeto de avaliação de cultura de humanização criado pelo NH	Diretores executivos e gestores dos Institutos, chefia de gabinete, diretores e gestores da Superintendência, Núcleo de Humanização	Criação do programa "Compromisso com a humanização"	Metodologia de avaliação quantitativa e qualitativa da humanização corporativa e criação de selos de certificação
Eixo Humanização no planejamento estratégico da FMUSP	Elaboração de ações de humanização para melhorar o ambiente da escola médica	Chefias dos setores administrativos da faculdade, representantes de alunos e professores, pesquisadores e Núcleo de Humanização	Ações: 1. treinamento de lideranças, 2. programa de integração de colaboradores, 3. espaço do colaborador, 4. cartilha de humanização.	Inserção da humanização na gestão da escola médica
Ouvidoria Geral do HCFMUSP	Estruturação da Rede de Ouvidorias e Ouvidoria Geral do HC	Chefia de Gabinete da Superintendência, Ouvidorias dos Institutos, Núcleo de Humanização	Criação da Ouvidoria Geral	Integração da Ouvidoria com o Núcleo de Humanização para ações conjuntas
Programa Saúde Digital do HC	Programa de desenvolvimento de tecnologia para práticas de saúde no HC e no SUS	Superintendência, Diretoria Clínica, Faculdade de Medicina, Institutos, Núcleos e Centros, Núcleo de Humanização	1. Expansão do Programa Visita Remota, criado pelo Núcleo de Humanização na pandemia. 2. Criação do grupo consultivo de pacientes A Voz do Paciente	Integração da humanização em um programa de desenvolvimento tecnológico

Fonte: Adaptado da monografia do concurso de livre-docência de Rios IC, FMUSP, 2019.

Nesta seção, apresentamos os projetos da ouvidoria geral e do grupo consultivo de pacientes. O projeto desenhado no eixo temático de humanização no planejamento estratégico do HC referente ao desenvolvimento de metodologia de avaliação da cultura institucional de humanização está descrito na seção Gestão da Humanização, enquanto que as ações de humanização desenvolvidas no escopo do eixo temático de humanização no planejamento estratégico da FMUSP encontram-se na seção Humanização no ambiente de trabalho. Entendemos que essa disposição é mais adequada por permitir uma melhor apreensão da relevância desses projetos no conjunto dos projetos de humanização na gestão e no ambiente de trabalho. Os programas *Acolher HC* e *Equipe SOS Acolhe* estão descritos nas seções de Humanização do Cuidado.

É digno de nota que dois importantes projetos corporativos desenvolvidos pelo NH foram engendrados dentro do planejamento estratégico do hospital – *Programa Acolher* e *Programa Compromisso com a Humanização* (avaliação da cultura de humanização e selos de humanização) – contando com o envolvimento de gestores de diversas áreas e institutos além da própria Superintendência e Diretoria Clínica junto com o Núcleo de Humanização.

3.1 Ouvidoria geral do HCFMUSP

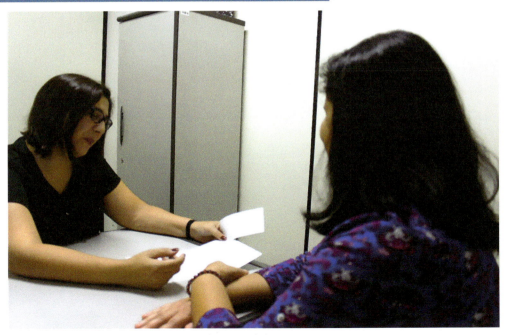

Ouvidoria Geral do HCFMUSP
Foto: NH.

As ouvidorias são instâncias previstas em lei com a finalidade de propiciar a comunicação entre usuários e serviços públicos para a manifestação de elogios, denúncias, reclamações e sugestões. Constituem assim um recurso imprescindível para o exercício da cidadania e uma excelente ferramenta de gestão para o aprimoramento dos serviços públicos. No HCFMUSP, cada instituto dispõe de uma ouvidoria local, entretanto, até 2016, não havia uma Ouvidoria Geral. A função de ouvidor geral era exercida pela ouvidora de um dos institutos, acumulando atribuições. Em 2016, a Superintendência do HC incumbiu o Núcleo de Humanização de planejar, implementar, supervisionar e monitorar a estruturação de uma Ouvidoria Geral para o Complexo.

A atuação conjunta entre as áreas de ouvidoria e humanização está prevista na Política Estadual de Humanização no Estado de São Paulo, entendendo que possuem afinidades temáticas e práticas que se complementam. Como parceira do NH, a Ouvidoria Geral tem o compromisso de fornecer informações e indicadores para a elaboração de diagnósticos situacionais. O NH, diante de tais diagnósticos, tem o compromisso de atuar no sentido de promover ações corporativas ou de estimular ações locais para a correção de problemas detectados. Ao longo de 2016, o NH desenvolveu várias ações para a estruturação da Ouvidoria Geral, entre as quais:

- Criação do espaço físico de atendimento no Prédio da Administração do HC.
- Processo seletivo para identificação de colaboradores com perfil para o trabalho na Ouvidoria.
- Formação da equipe e assessoria para a designação do ouvidor e vice pelo superintendente.
- Elaboração do modelo de gestão da Ouvidoria Geral do HC sob supervisão do Núcleo de Humanização.
- Estruturação da Rede de Ouvidorias do HCFMUSP sob coordenação da Ouvidoria Geral.

A Ouvidoria Geral é responsável pela coordenação da Rede de Ouvidoria do HCFMUSP, definindo padrões corporativos de funcionamento. É também instância de recurso para usuários não satisfeitos com as respostas obtidas nas ouvidorias dos institutos. O Núcleo de Humanização responde pela supervisão técnica da Ouvidoria Geral, que, entretanto, e como disposto em lei, está ligada diretamente à Chefia de Gabinete da Superintendência do Hospital das Clínicas.

A proximidade do Núcleo de Humanização com a Ouvidoria Geral é uma estratégia de gestão participativa que tem por objetivo ampliar a capacidade de resposta da instituição às demandas de seus usuários. Periodicamente, a Ouvidoria Geral apresenta ao Núcleo de Humanização relatórios com análises dos conteúdos das manifestações dos usuários dos institutos. Tais relatórios somam-se a outros recursos de diagnóstico de situação que desencadeiam processos de elaboração de ações de humanização locais ou corporativas.

Casos particularmente difíceis e singulares são trazidos pela Ouvidoria Geral como demanda de intervenção do Núcleo de Humanização por intermédio do seu "Programa Código H", descrito em outra seção deste livro. Nesse programa, os casos são detalhadamente investigados e, para sua resolução, são elaborados planos de ação específicos. Desse modo, a Ouvidoria torna-se muito mais ágil e resolutiva e o hospital consegue responder mais satisfatoriamente às necessidades de usuários em diversas situações, sejam elas cotidianas ou não usuais.

3.2 Grupo consultivo de pacientes – A Voz do Paciente

A participação dos usuários de serviços públicos de saúde em espaços de discussão de temas organizativos e de elaboração de propostas de aprimoramento da gestão do Sistema Único de Saúde (SUS) está prevista na forma de colegiados que atuariam em todos os estratos hierárquicos do sistema. Definido entre os princípios organizativos do SUS, o chamado "controle social", mais recentemente renomeado de "participação cidadã", encontra no glossário da Política Nacional de Humanização[2], a seguinte definição:

> Participação popular na formulação de projetos e planos, definição de prioridades, fiscalização e avaliação das ações e dos serviços, nas diferentes esferas de governo, destacando-se, na área da Saúde, as conferências e os conselhos de saúde. (Glossário PNH, 2022)

No sentido de catalisar esforços para a ampla participação de todos os protagonistas da produção coletiva em saúde, a PNH coloca entre suas diretrizes a formação de grupos, redes, coletivos e quaisquer formações interativas que propiciem a gestão participativa[2], entendida como:

> Modo de gestão que incluiu novos sujeitos no processo de análise e tomada de decisão. Pressupõe a ampliação dos espaços públicos e coletivos, viabilizando o exercício do diálogo e da pactuação de diferenças. Nos espaços de gestão é possível construir conhecimentos compartilhados considerando as subjetividades e singularidades dos sujeitos e coletivos. (Glossário PNH, 2022)

Não obstante a importância de tal perspectiva para a humanização, as práticas inclusivas de gestão do cuidado ou de gestão dos serviços de saúde são desafios para administradores, trabalhadores e usuários interessados em colaborar para o aprimoramento assistencial.

Para além da PNH, uma proposta bem menos ambiciosa, mas que tem se mostrado efetiva em outros países e realidades assistenciais, são os chamados grupos de engajamentos de pacientes. "Engajamento de pacientes" é uma expressão frequentemente utilizada para definir a participação de pacientes nos processos de decisão compartilhada na assistência à saúde[3]:

> *Patient engagement is defined as the desire and capability to actively choose to participate in care in a way uniquely appropriate to the individual, in cooperation with a healthcare provider or institution, for the purposes of maximizing outcomes or improving experiences of care.*[*] (Higgins at al, 2017)

---

[*] Tradução livre: Engajamento do paciente é definido como o desejo e a capacidade de escolher ativamente participar do cuidado de uma maneira única e apropriada para o indivíduo, em cooperação com um provedor de saúde

Mas também se constitui em estratégia de aprimoramento de produtos e serviços em saúde[4]:

> However, there are growing efforts to integrate patients in broader ways, including efforts to improve or redesign service delivery by InCorporating patient experiences [8,9,10,11,12]. These efforts are due in part to an increased recognition and acceptance that users of health services have a rightful role, the requisite expertise, and an important contribution in the design and delivery of services.* (Bombard et al, 2018)

Nesse sentido, o Núcleo de Humanização, em 2021, criou o grupo A Voz do Paciente com o objetivo de incluir pacientes no aprimoramento de propostas assistenciais e de produtos desenvolvidos dentro do Programa Saúde Digital.

O *Programa Saúde Digital* no HC integrava o *Better Health Programme* (BHP), cooperação firmada entre o Brasil e o governo do Reino Unido para fomentar soluções de saúde digital no SUS. Entre os vários projetos em desenvolvimento, o grupo A Voz do Paciente foi um dos recursos utilizados para aprimorar as inovações criadas no escopo do Programa. A ideia foi aproximar pacientes de diversos serviços do HCFMUSP para opinar sobre as iniciativas do Programa, resultando em produtos que atendessem melhor às suas necessidades e expectativas.

A constituição do grupo apoiou-se no trabalho colaborativo da Rede Humaniza FMUSPHC que, por meio dos representantes dos oito institutos e do hospital auxiliar, identificou pacientes com perfis representativos dos pacientes do HC, ou seja, pacientes reconhecidos pelas equipes de saúde como colaborativos, comunicativos, interessados em participar de um grupo de avaliação de produtos e processos assistenciais enquanto representantes de pacientes com situações de vida e de saúde semelhantes às suas.

Aos pacientes convidados para participar do grupo foram apresentados o projeto de trabalho do grupo e um termo de ciência e sigilo que propiciaram as condições técnicas e éticas necessárias a esse tipo de atividade.

O grupo foi composto por 17 pacientes com diferentes características socioculturais e demográficas, em termos de idade, sexo, raça, classe social, escolaridade, religiosidade e situação de saúde; incluindo colaboradores que também eram pacientes do HC. Essa configuração atendeu a requisitos metodológicos desse tipo de grupo, contemplando diversificação sociocultural, características plurais e de proveniência de diferentes institutos do Complexo HCFMUSP.

As reuniões seguem uma agenda de encontros mensais, realizadas em modo remoto síncrono, de maneira a facilitar o acesso de pacientes em diferentes condições e lugares, não ultrapassando uma hora de conversação. Esse tempo de duração e o formato do encontro mostraram-se muito adequados, permitindo a participação e a contribuição da maioria dos pacientes. Dada a familiaridade das pessoas com meios eletrônicos de comunicação após a pandemia, não observamos dificuldades impeditivas da utilização do formato remoto.

---

ou instituição, com o objetivo de maximizar resultados ou melhorar experiências de cuidado.

* Tradução livre: No entanto, há crescentes esforços para integrar os pacientes de maneiras mais amplas, incluindo esforços para melhorar ou redesenhar a prestação de serviços incorporando experiências dos pacientes. Esses esforços se devem, em parte, ao reconhecimento e aceitação crescentes de que os usuários de serviços de saúde têm um papel legítimo, a expertise necessária e uma contribuição importante no design e na entrega dos serviços.

Seguindo um modelo de grupo operativo, os encontros são conduzidos por um facilitador capacitado em condução de grupos auxiliado por dois observadores que se encarregam da coleta e conferência dos dados. Um roteiro básico é usado para a consulta aos pacientes, acrescido de perguntas mais específicas de acordo com o objeto em avaliação. Assim, considerando o tipo de produto, processo, tema, etc. em discussão, os aspectos avaliativos estabelecidos são:

1. Opinião geral dos pacientes sobre o objeto do encontro.
2. Clareza do objetivo do produto, processo ou tema.
3. Compreensão das linguagens utilizadas.
4. Acessibilidade do produto, processo.
5. Qualidade visual (atratividade e comunicação) do produto.
6. Satisfação do usuário em relação ao produto, processo, tema, etc.
7. Sugestões de melhorias para o objeto do encontro.

A partir dos dados coletados, fazemos relatórios com análises qualitativas que fornecem informações úteis para as áreas desenvolvedoras dos projetos examinados pelos pacientes.

Em cada encontro, os pacientes trazem ideias, críticas, detalhamentos, dúvidas, sugestões; enfim, variadas contribuições para a melhoria dos processos ou produtos em avaliação, confirmando a importância de envolver pacientes no planejamento de ações a eles direcionadas.

Ao encontro de experiências internacionais que mostram que grupos de engajamento de pacientes com a gestão institucional constituem bons dispositivos de aprimoramento de serviços e produtos de inovação na área da saúde, o grupo A Voz do Paciente mostrou ser um surpreendente recurso para melhorar a experiência do paciente e para o exercício da cidadania na área da saúde.

Referências bibliográficas

1. Brasil. Ministério da Saúde. Secretaria de Atenção à Saúde. Núcleo Técnico da Política Nacional de Humanização. Monitoramento e avaliação na política nacional de humanização na rede de atenção e gestão do SUS: manual com eixos avaliativos e indicadores de referência. Brasília: Editora do Ministério da Saúde, 2008.
2. Brasil. Ministério da Saúde. Glossário da Política Nacional de Humanização. https://www.gov.br/saude/pt-br/acesso-a-informacao/acoes-e-programas/humanizasus/glossario-pnh. Acesso em 23/07/2022.
3. Higgins T, Larson E, Schnall R. Unraveling the meaning of patient engagement: A concept analysis. Patient Educ Couns. 2017;100(1):30-36.
4. Bombard Y, Baker GR, Orlando E, et al. Engaging patients to improve quality of care: a systematic review. Implementation Sci. 2018 (13): 98.

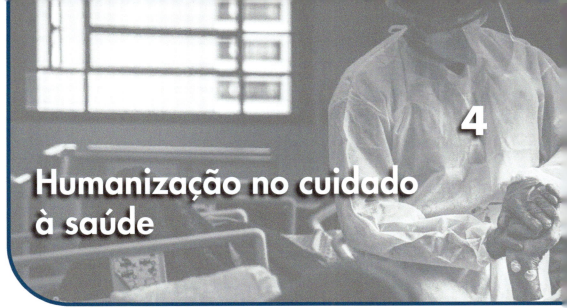

Humanização no cuidado à saúde

Imagens do cuidado – Registros do combate à covid-19 no Instituto Central do HCFMUSP.
Foto: André François.

- Acolher HC
- Acolhimento de familiares quando do óbito de pacientes
- Humanização na Unidade de Emergência Referenciada do ICHC
- Visita remota de familiares para pacientes

Em sua história, a humanização surgiu como movimento de pacientes e trabalhadores da saúde contra situações de violência institucional, especialmente na assistência à saúde. O primeiro projeto do Ministério da Saúde voltado à humanização foi o Programa Nacional de Humanização da Assistência Hospitalar que destacava a necessidade de mudar o modelo de atenção à saúde baseado no padrão queixa-resposta para o modelo biopsicossocial como importante elemento de qualificação do atendimento. Posteriormente, a Política Nacional de Humanização deslocou o foco para os processos de gestão e organização dos processos de trabalho, neles identificando efeitos desumanizantes, inclusive sobre a saúde do trabalhador. Ambos enfoques são importantes e devem ser abordados quando se pensa em humanização dos serviços de saúde.

No HCFMUSP, desde os primeiros estudos de análise situacional, observamos a preocupação dos profissionais da saúde em desenvolver ações para os pacientes e acompanhantes, visando melhorar a qualidade do cuidado. Já no primeiro mapeamento de ações de humanização, percebemos que tal preocupação se traduzia em um grande esforço para a realização de atividades recreativas, lúdicas e festivas que amenizavam a difícil experiência emocional de pacientes e familiares com a internação hospitalar. Essas ações – tidas principalmente como ações que melhoram o tônus afetivo do ambiente, dentro do que chamamos de ambiência – eram e, em menor proporção, até hoje são as que mais acontecem no HC e constituem um traço marcante da sua cultura institucional de humanização há muito tempo.

Não obstante, as ações de humanização reconhecidas como de forte impacto na satisfação dos pacientes são aquelas voltadas ao acolhimento e à melhoria da comunicação entre equipes e profissionais da saúde e pacientes, familiares e acompanhantes. Mais além, acreditamos que ações de acolhimento são das mais importantes quando pensamos a humanização relativamente a valores e comportamentos para um agir ético imprescindível ao cuidado humanizado. Nesta perspectiva crítica, desenvolvemos no NH dois programas corporativos de acolhimento – o programa "Acolher HC" e o programa "Acolhimento de familiares no óbito de pacientes" – e dois programas assistenciais de apoio comunicacional para a qualidade do cuidado aos pacientes – a "Equipe SOS Acolhe" no Pronto Socorro do Instituto Central e o programa "Visita Remota". O quadro 18 apresenta o resumo da produção do NH na humanização voltada à assistência.

Quadro 18. Resumo analítico da produção do NH em humanização no cuidado à saúde

Situação problema	Proposta de ação	Método utilizado	Produto ou resultado	Inovação
Indicadores de humanização mostravam poucas ações de acolhimento	Promover acolhimento de modo programático para pacientes e familiares quando da chegada ao hospital	Projeto elaborado dentro do planejamento estratégico do HC	Programa Acolher HC para enfermarias, ambulatórios e prontos socorros.	Programa corporativo de acolhimento em formato de grupo de pacientes com foco na apresentação do SUS, do HC e do serviço em que o paciente está em atendimento.
Preocupação com a situação emocional de famílias que recebem o aviso de óbito de pacientes, quando da sua chegada ao hospital para os trâmites legais do óbito.	Criar equipe de acolhimento para receber essas famílias antes das orientações administrativas para retirada e sepultamento do paciente falecido.	Elaboração de projeto de criação de grupo e processo de trabalho. Seleção de colaboradores para o grupo. Capacitação dos colaboradores para o acolhimento	Programa "Acolhimento de familiares no óbito de pacientes"	Acolhimento psicossocial da família enlutada, quando da sua chegada ao hospital, antes mesmo das orientações administrativas.
Falta e falhas de comunicação com os pacientes e familiares no PS do ICHC. Sobrecarga de trabalho da equipe de enfermagem.	Criar equipe de auxiliares de atendimento com a função de fazer a comunicação entre equipe de saúde e pacientes, organizar o espaço físico do PS, orientar os usuários sobre o referenciamento no SUS	Elaboração de projeto de criação de equipe e processo de trabalho. Seleção de colaboradores. Treinamento em serviço dos colaboradores	Criação da Equipe SOS Acolhe, composta de 3 supervisores e 34 auxiliares, atuando 24h por dia no PS.	Auxiliar de atendimento de PS é uma categoria nova no HC, assim como seu perfil e atribuições. No campo da humanização é um modelo inovador de equipe de humanização em PS.

(Continua)

(Continuação)

Situação problema	Proposta de ação	Método utilizado	Produto ou resultado	Inovação
Distanciamento social devido à pandemia de covid-19, impedindo a realização de visitas aos pacientes internados. Equipes de saúde sobrecarregadas, sem tempo para propiciar visita à distância aos pacientes	Criar equipe para realizar visitas remotas para pacientes internados nas enfermarias	Elaboração de projeto de criação de grupo e processo de trabalho. Seleção de pessoas para o grupo. Capacitação da equipe em autocuidado e comunicação para a visita remota	Programa Visita Remota	Visita à distância mediada por profissionais que facilitam o encontro de pacientes e familiares, sem sobrecarregar as equipes de saúde

Fonte: adaptado da monografia do concurso de livre-docência de Rios IC, FMUSP, 2019.

4.1 Programa Acolher HC

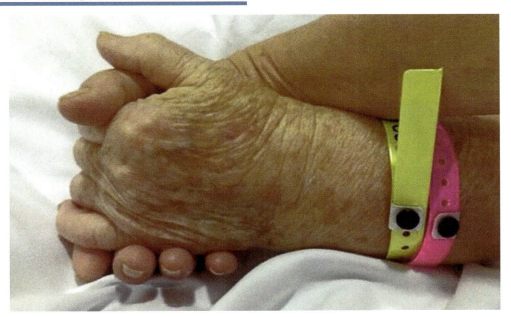

Acolhimento nas enfermarias do HCFMUSP.
Foto: NH e ImageMagica.

Conceitualmente, o termo acolhimento define a atitude de disponibilidade interna para o encontro com o outro que permite e promove diálogo e compreensão mútua[1]. Na cultura de humanização, o acolhimento está presente nas relações entre profissionais e pacientes desde o momento em que pacientes e familiares chegam ao serviço de saúde até a sua saída, passando necessariamente por todos os processos do cuidar.

Na Política Nacional de Humanização (PNH)[2], acolhimento é definido como um dispositivo de humanização constituído por equipes ou profissionais que recebem os pacientes que chegam aos serviços, realizam escuta qualificada de suas demandas, estabelecem comunicação efetiva entre pacientes e instituição; e oferecem respostas adequadas a tais demandas e aos recursos institucionais locais e da Rede SUS como um todo. Na perspectiva teórica da PNH, as demandas seriam atendidas pela otimização do sistema de saúde. Entretanto, sabemos que a prática não corresponde perfeitamente à teoria, e a falta concreta de recursos para o bom funcionamento do sistema é um dos nós críticos do acolhimento. Ainda assim, o acolhimento é um dispositivo eficiente para orientar os usuários em seu itinerário terapêutico.

No HC, logo que iniciamos a gestão da humanização em 2012, mediante a análise dos indicadores de humanização para acolhimento, observamos baixo número de ações de acolhimento enquanto dispositivo de humanização. Ademais, não havia um programa de acolhimento corporativo que estimulasse comportamentos acolhedores e servisse de modelo para bem receber os pacientes no Complexo como um todo.

Em 2013, o NH fez parte de um eixo de trabalho do planejamento estratégico da Superintendência do HC para ações com foco no usuário. No eixo, definiu-se a criação de um programa corporativo de acolhimento pelo NH e uma diretriz de implantação, propondo-se o alinhamento e o desenvolvimento de práticas de acolhimento no Complexo segundo um modelo comum adaptável às características e necessidades locais dos institutos. O modelo proposto, chamado de Programa Acolher HC[3] foi inspirado na experiência de acolhimento em grupo então realizada pelo Instituto do Câncer. Embora partindo de premissas semelhantes, o Programa Acolher HC se distinguiu daquele, essencialmente, pelo fato de ter como objetivo a criação de um espaço de apresentação do SUS e seus princípios, da organização hierárquica dos serviços e dos direitos e deveres dos pacientes de tal modo que tais encontros se constituissem em espaços de promoção de cidadania tanto para os usuários quanto para as equipes que neles atuam.

O Programa Acolher HC se desenvolve em sala de espera de serviços de emergência referenciada, ambulatórios, enfermarias e farmácia do HC. A implantação do Programa começou em 2013, seguiu ano a ano até 2020 quando foi interrompida devido à pandemia.

A estrutura básica do programa prevê a criação de equipes de acolhimento adequadas ao tipo de atendimento de cada serviço, organizadas e capacitadas pelo NH para sua atuação dentro dos serviços aos quais pertencem. Essas equipes realizam encontros programáticos com pacientes e acompanhantes recém-chegados aos serviços. Neles, apresentam o SUS, o HC e o serviço no qual pacientes e acompanhantes serão assistidos. Ao final, abrem espaço para questões e comentários dos pacientes e solicitam-lhes que respondam um questionário de avaliação do encontro. Os dados de cada encontro são planilhados pela equipe local e enviados ao NH que os consolida, analisa e dá devolutivas periódicas às áreas. O monitoramento do programa se dá por meio dos indicadores criados com estes dados, e com dados obtidos da observação direta das equipes locais por membros do NH que, periodicamente, vão às áreas para ver de perto como o programa está se desenvolvendo, assim como para assessorar as equipes na solução de possíveis problemas. Semestralmente, o NH realiza eventos com a participação de todas as equipes para compartilhamento de experiências e apresentação de indicadores do programa.

Desde sua implantação, o programa apresenta resultados muito positivos quanto a satisfação do paciente e das equipes. Nas enfermarias, as equipes relatam melhor relacionamento com os pacientes e diminuição de conflitos. A partir do acolhimento, os pacientes entendem melhor o funcionamento do hospital e de suas limitações, tornando-se mais cooperantes com as equipes e participativos no próprio cuidado. Os pacientes também aceitam melhor quando recebem alta para outros serviços do SUS, pois passam a compreender a lógica da regulação (referência e contra referência no Sistema).

Em 2015, o Programa Acolher HC no ICHC recebeu destaque positivo e recomendação de ampliação na certificação da ONA (Organização Nacional de Acreditação).

Embora a implantação do Acolher HC seja relativamente lenta (3 ou 4 serviços ao ano), a presença do NH no monitoramento e assessoria às áreas mostrou ser fator decisivo na manutenção do programa frente às muitas dificuldades que as equipes enfrentam, principalmente quanto à falta de profissionais para a sua operação. O quadro 19 apresenta os indicadores do Programa Acolher HC em 2018.

Quadro 19. Indicadores do Programa Acolher HC em 2018

Unidades	N° de profissionais envolvidos no acolhimento	N° de encontros realizados	N° de pacientes e acompanhantes alcançados
Enfermarias de Gastroenterologia e Cirurgia e Transplantes do Aparelho Digestivo – ICHC	16	13	73
Ambulatório de Otorrinolaringologia – ICHC	7	32	284
Enfermaria de Reumatologia – ICHC	9	9	59
Enfermaria de Urologia - ICHC	7	8	75
Enfermaria de Clínica Médica – ICHC	10	3	20
Ambulatório de Obstetrícia – ICHC	32	37	336
Enfermaria de Lesado Medular – IOT	11	10	54
UTI Pediátrica e Enfermaria Pediátrica – InCor	10	11	100
Ambulatório pediátrico – ICr	4	20	238
Enfermaria de Neurologia – ICHC	11	11	95
Enfermaria do Trauma – IOT	9	13	71
Farmácia (CDM)	4	95	1959
Total	135	251	3364

Fonte: adaptado da monografia do concurso de livre-docência de Rios IC, FMUSP, 2019.

No painel de indicadores de monitoramento do programa apresentado no quadro 20, observa-se a satisfação dos pacientes com o acolhimento.

Quadro 20. Painel de indicadores de monitoramento do Programa Acolher HC em 2018

Local	Nº de respondentes	Unidade	Índice de pessoas alcançadas	Índice de encontros realizados	Índice de satisfação com o acolhimento
Enfermarias	78	Gastros ICHC	70,2%	44,7%	99,4%
	61	Reumatologia ICHC	46,8%	77,8%	98,4%
	79	Urologia ICHC	62,5%	26,1%	99,8%
	14	Clínica Médica ICHC	66,7%	27,3%	100,0%
	53	Lesado Medular IOT	135,0%	83,3%	99,5%
	56	Trauma IOT	68,3%	68,4%	99,0%
	93	Pediatria InCor	90,9%	100,0%	98,3%
	90	Neurologia ICHC	43,2%	100,0%	99,9%
Ambulatórios	246	Otorrino ICHC	75,3%	66,0%	98,4%
	324	Obstetrícia ICHC	88,4%	90,2%	99,6%
	268	ICr	39,7%	83,3%	97,3%
Farmácia	500	CDM (Farmácia HC)	68,7%	55,6%	94,6%

Fonte: adaptado da monografia do concurso de livre-docência de Rios IC, FMUSP, 2019.

Nas enfermarias, a principal limitação do programa se refere à falta de pessoas nas equipes, enquanto que nos ambulatórios falta espaço físico adequado. A equipe do NH tem sido um reforço importante para as áreas, assessorando ou conduzindo encontros locais quando necessário.

4.2 Acolhimento a familiares no óbito de pacientes

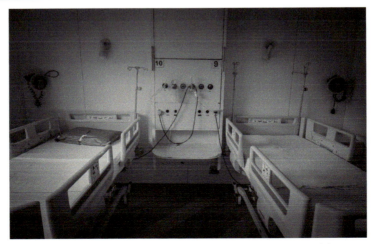

Imagens do cuidado – Registros do combate à covid-19 no Instituto Central do HCFMUSP.
Foto: André François.

No ano de 2020, com a pandemia de covid-19, várias medidas restritivas foram impostas às pessoas, entre elas, a proibição de visitas hospitalares a pacientes internados, que às vezes, infelizmente, acabariam vindo a morrer. O luto devido à morte de um parente com covid-19 era particularmente doloroso devido às condições de agravamento e evolução do óbito de modo abrupto, morte em isolamento em ambiente hospitalar restrito, distanciamento das famílias, diminuição ou supressão das atividades que permitem a participação dos familiares no processo da morte e despedida do paciente, diminuição do suporte presencial às famílias no processo de luto, proibições e restrições dos velórios e outros rituais de despedida e homenagens[4-7].

O processo de luto pressupõe fases que pouco a pouco permitem a adaptação da pessoa enlutada. Contudo, durante a pandemia, esse processo ficou bastante prejudicado e propenso a complicações. O luto complicado se caracteriza pela dificuldade da pessoa enlutada em se adaptar para a vida sem o ente querido. Sua ocorrência está associada a situações em que a morte da pessoa querida acontece de modo súbito ou violento, ou mesmo em ambientes de tratamentos invasivos. Também está associado a fatores pré-existentes ao luto como doença psiquiátrica, falta de suporte social, luto não reconhecido pelo grupo social a que pertence, conflitos e relações de dependência do enlutado com a pessoa falecida[7-9].

Face à situação criada pela pandemia e ao risco de luto complicado, o Núcleo de Humanização elaborou um projeto – que depois da pandemia se tornou um programa – com o objetivo de realizar acolhimento presencial para os familiares de pacientes que foram a óbito.

O projeto "Acolhimento aos familiares no momento do óbito" consistiu em promover atendimento aos familiares de pacientes no momento em que eles vinham ao hospital para assinar a documentação de óbito e receber orientações sobre procedimentos normativos para o sepultamento.

Antes da pandemia, a apresentação dessa documentação, assim como as orientações procedimentais eram realizadas por funcionários da equipe administrativa do hospital. Durante a pandemia, muitas vezes, o momento da assinatura documental era o único momento em que o familiar podia comparecer presencialmente ao hospital. Dessa forma, o distanciamento social dos familiares era uma condição relativa ao paciente, à equipe de saúde e também ao hospital.

Sobre essa condição, nossa equipe levantava várias questões, tais como: como os familiares estariam lidando com o distanciamento? Como seria vir ao hospital justamente quando do óbito do paciente? Quais seriam as perguntas e as demandas que teriam? Desses questionamentos, concluímos que era preciso criar um espaço de acolhimento para essas famílias em modo presencial, conduzido por profissionais da saúde capazes de lhes oferecer escuta qualificada da situação de luto, suporte emocional e orientações conforme demanda.

A equipe que prontamente se dispôs a participar do projeto junto com o Núcleo de Humanização foi a Divisão de Terapia Ocupacional do Instituto Central do HC. Ao longo de dois anos, a equipe foi se diversificando e hoje, na forma de um programa de acolhimento, é composta por equipe multiprofissional do Núcleo de Humanização.

O espaço físico para o acolhimento, uma sala no Prédio dos Ambulatórios do ICHC, foi adaptada para propiciar um ambiente acolhedor dentro das condições sanitárias instituídas pelo hospital, proporcionando conforto e segurança aos familiares e à equipe.

Os atendimentos ocorrem a qualquer hora do dia ou da noite, durante todos os dias da semana.

A prontidão para acolher as famílias a qualquer momento, vinte e quatro horas por dia, requer uma organização que depende de muitas pessoas e processos bem estabelecidos. Após a comunicação do óbito ao familiar, realizada pelo médico e equipe de saúde responsáveis pelo paciente, segue-se o acionamento da equipe administrativa do arquivo médico que organiza o prontuário do paciente e a documentação do óbito, faz contato telefônico com o familiar para informá-lo sobre a necessidade de comparecer ao hospital e o orienta em relação aos documentos necessários. A equipe administrativa aciona a equipe de acolhimento, informando-lhe os dados do paciente. A equipe de acolhimento confere as informações do paciente no prontuário eletrônico e se prepara para receber o familiar convocado. Ao chegar ao hospital, os familiares são recebidos pela equipe administrativa e, em seguida, atendidos pela equipe de acolhimento.

Seguindo um roteiro básico de atendimento, as famílias são estimuladas a falar livremente sobre o momento que estão vivendo e esclarecidas quanto às dúvidas (quadro 21).

Quadro 21. Roteiro de acolhimento aos familiares quando do óbito do paciente

Etapas do acolhimento	Orientações de como conversar com os familiares
Contato inicial	Apresentar-se (nome e função). Pedir à(s) pessoa(s) para se apresentar(em) e especificar o vínculo de parentesco com o paciente. Verificar se a(s) pessoa(s) estão bem acomodadas na sala.
Acolhimento	Perguntar ao familiar se ele sabe o motivo da vinda ao hospital. Escutar sem pressa e manter-se disponível para a escuta, evitando comentários nesse momento. Prestar atenção na pessoa, que pode estar triste, com raiva, em negação da morte, ou culpando a instituição, a equipe médica e a si própria pela morte. Estar atento aos seus próprios sentimentos durante a escuta. Falar utilizando-se de palavras e termos simples. Responder às dúvidas da pessoa, repetindo quantas vezes for necessário até um bom entendimento. Nesses momentos é comum a pessoa ficar desatenta e não compreender o que lhe é dito.
Finalização	Se necessário, solicitar informações ou a participação de outras equipes ou profissionais para esclarecimentos ou apoio. Manter-se junto à família até a finalização do acolhimento.

Fonte: NH.

Após se encerrar o atendimento, é feito o registro em planilha eletrônica, acumulando dados que serão utilizados para a elaboração de indicadores de monitoramento do programa.

Periodicamente, realizamos reuniões de avaliação do programa e compartilhamento das narrativas dos atendimentos. Principalmente no início desse trabalho, e em meio à pandemia, essas reuniões eram espaços nos quais a equipe de acolhimento elaborava suas próprias questões e emoções, enquanto um suporte necessário para o bom andamento desse tipo de atendimento.

O acolhimento de familiares no momento da retirada da documentação de óbito é uma prática que se constituiu em ação de cuidado humanizado. Os familiares vêm ao hospital com o objetivo de resolver questões burocráticas para o sepultamento do paciente, mas, ao serem atendidos em um ambiente protegido e por um profissional que se mostra empático e atencioso, começam a falar de lembranças do parente, emoções e pensamentos sobre a situação. Nesse momento de reflexão, alguns começam a elaboração subjetiva da perda que, conforme a literatura sobre o tema, é um movimento que favorece o cuidado no momento do luto[7]. São várias as histórias familiares em que o sentimento de culpa e a responsabilização pela morte do paciente aparecem provocando-lhes dor. Por exemplo, algumas famílias atribuíam à impossibilidade de acompanhar o paciente durante a internação – mesmo sendo imposta pela situação sanitária da pandemia – o sentido de ter "abandonado" o familiar e indiretamente contribuído para a sua morte, pois alimentavam a ideia de que a morte poderia ter sido evitada se estivessem junto ao paciente amparando-o psicologicamente.

Mesmo quando a família vem pronta para entrar em conflito com o hospital, no decorrer do acolhimento, não é incomum que compreenda melhor a situação, e a revolta se transforme em "aceitação", principalmente após o esclarecimento de suas dúvidas. Estar disposto a compreender o ponto de vista do outro antes de se defender é um exercício importante para a equipe e produz efeito terapêutico para as famílias. Por exemplo, durante o acolhimento do filho de um paciente, que estava com muita raiva da doença e dos procedimentos do hospital, foi possível observar que o rapaz tinha muitas questões mal resolvidas com seu pai. Na abordagem dessas questões de modo confidencial, conduzida por meio de técnicas comunicacionais adequadas, e sem julgamento, emergiu a dor e a crítica que ele fazia a si mesmo por não ter tido a chance de fazer as pazes com o pai antes de morrer.

As dúvidas mais frequentes nesse tipo de atendimento são referentes aos trâmites burocráticos, mas os familiares também chegam com questões sobre o momento do óbito, o sofrimento do paciente e os cuidados recebidos. Nessas situações, costumamos pedir a presença de um profissional da equipe de assistência ao paciente. Alguns médicos, inclusive, solicitam ser chamados pela equipe de acolhimento quando do atendimento antes mesmo de serem solicitados pelas famílias. Essas conversas são fundamentais para diminuir a angústia do familiar e ajuda-lo a enfrentar o processo de luto.

Não obstante a importância do acolhimento das famílias quando do óbito de seu familiar, é preciso considerar que atendimentos em contextos de fim de vida são emocionalmente bastante penosos para os profissionais da saúde[10]. Os profissionais precisam estar preparados para acolher os sentimentos que surgem nos familiares, tais como tristeza, raiva, culpa, além dos próprios sentimentos despertados pelo encontro. Para esse programa, foi necessário preparar a equipe e aperfeiçoar o uso de habilidades de comunicação, além de lhes dar suporte ante às suas vivências de atendimento. Os profissionais da equipe narram os atendimentos como momentos delicados, que, além da empatia pelos familiares, despertam-lhes sentimentos e ideias que ficam impregnados e precisam ser abordados de forma reflexiva para sua elaboração. Por outro lado, avaliam que o acolhimento é um trabalho que os fortalece e modifica a forma de ver e de cuidar do outro.

4.3 Humanização no Pronto Socorro do Instituto Central - Equipe SOS

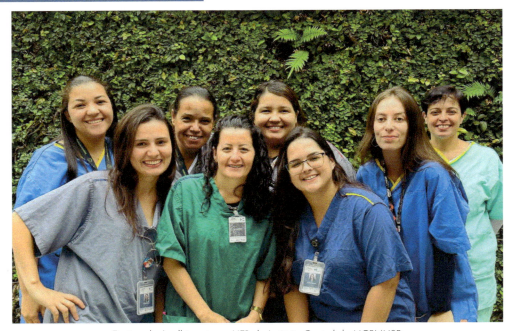

Equipe de Acolhimento na UER do Instituto Central do HCFMUSP.
Foto: NH.

O Pronto Socorro do ICHC, cujo nome oficial é Unidade de Emergência Referenciada, desde que o HC se constituiu como hospital de referência terciária no SUS, deveria também funcionar como um serviço de referência para casos graves de alta complexidade. Contudo, até o ano de 2012, além dos pacientes referenciados, ele atendia a demanda espontânea à porta do pronto socorro.

Em 2013, foi implantado o projeto "Acolhimento com Avaliação de Risco" para a gestão do acesso dos pacientes a esse serviço, conforme preconiza o Ministério da Saúde. No ano de 2014, o modelo foi implantado também nas Unidades de Emergência Referenciadas (UER) do InCor e do IOT. Segundo esse modelo, os pacientes são classificados quanto à gravidade de sua situação de saúde no momento em que chegam ao pronto-socorro, sendo priorizado o atendimento aos mais graves.

De um modo geral, o acolhimento com avaliação de risco nos serviços de urgência e emergência é realizado por um enfermeiro que, pela classificação de gravidade, organiza a fila de atendimento. No HC, diferentemente, a equipe de acolhimento do PS ICHC contava com médico, enfermeiro, técnico de serviço social, e auxiliar de atendimento. Essa composição se devia ao fato de que, além de ordenar o atendimento, cabia à equipe de acolhimento referenciar os pacientes não graves para outros serviços na Rede SUS. Por esse motivo, incluiu-se na equipe de porta: um médico – para dar segurança ao encaminhamento – e um técnico de serviço social – para orientar o paciente sobre os serviços que deveria procurar na região próxima à sua residência.

As equipes de acolhimento eram assim equipes multiprofissionais que trabalhavam conjuntamente no mesmo tempo e espaço físico para receber o paciente que chegava ao pronto-socorro e avaliar a situação de gravidade. Caso fosse caso de alta complexidade, o paciente ficava no HC, caso contrário era orientado a procurar o serviço do SUS adequado à sua demanda.

Nesse projeto, o Núcleo de Humanização foi chamado pela Diretoria Clínica para atuar na integração interdisciplinar da equipe de acolhimento e no desenvolvimento de habilidades de comunicação. No nosso plano de trabalho, elegemos duas linhas de ação. Uma voltada à aproximação das equipes médica, de enfermagem, de serviço social, de registro e de administração, promovendo reuniões semanais de comunicação interna dos resultados do projeto, escuta dos profissionais sobre as dificuldades do dia-a-dia e elaboração de soluções para a rápida correção dos problemas levantados. A outra linha de ação se deu por meio de oficinas de comunicação efetiva e monitoramento da qualidade comunicacional das equipes de acolhimento.

Não restrito a essas ações de suporte à estruturação do acolhimento com avaliação de risco, o NH investiu na sua divulgação dentro e fora do HC. O NH ligou para todas as quase 500 unidades de AMAS (Ambulatórios Médicos de Assistência à Saúde) e AMES (Ambulatórios Médicos de Especialidades de Saúde) da cidade de São Paulo e Grande São Paulo, informando-lhes sobre o referenciamento do HC e solicitando-lhes que os pacientes fossem atendidos por elas quando daqui referenciados. Mesmo tomando essas medidas para assegurar o referenciamento na rede SUS, havia entre nós a preocupação de que o paciente referenciado para outro serviço acabasse não sendo atendido. Além disso, também interessava-nos saber sua opinião sobre as informações que recebia no acolhimento de porta.

Em 2013, realizamos uma pesquisa[11] com desenho metodológico de corte transversal para estudo descritivo do desfecho e da satisfação dos pacientes com o atendimento realizado no acolhimento de porta do PS ICHC. Foram entrevistados por telefone 264 pacientes – número que correspondeu a 20,9% do total de atendimentos de acolhimento no período de um mês típico – orientados a procurar outro serviço da rede SUS. Observamos que a maioria dos pacientes foi atendida em outros serviços, como podemos verificar na figura 9.

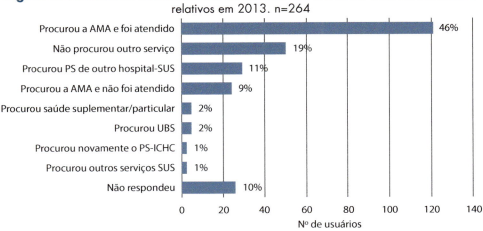

Figura 9. Desfechos do referenciamento de usuários no PSICHC em números absolutos e relativos em 2013. n=264

Fonte: NH.

Quanto à satisfação com o atendimento como um todo, considerando-se que eram pacientes que tinham sido encaminhados para outros serviços e foram frustrados na intenção de obter atendimento no PS do HC, encontramos números bons sobre a qualidade do acolhimento, ou seja 62,9% referiu grau de satisfação médio a muito alto e 37,1% grau baixo e muito baixo, como mostra a figura 10.

Figura 10. Grau de satisfação dos pacientes com o acolhimento como um todo em números percentuais em 2013. n=264

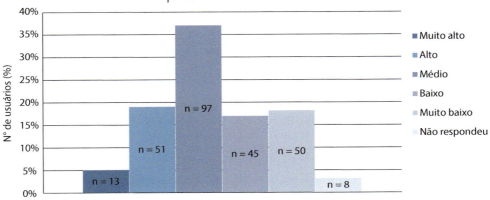

Fonte: NH.

Durante o desenvolvimento desse projeto, observamos que um dos principais problemas referidos pelos pacientes e acompanhantes atendidos no PS era a dificuldade de se obter informações quaisquer enquanto aguardavam atendimento, avaliação de especialistas, resultados de exames, etc. A equipe de enfermagem era insuficiente para realizar as tarefas assistenciais e manter as pessoas suficientemente bem informadas. Para melhorar a comunicação entre as equipes de saúde e os usuários do PS, em 2014, foi criada uma equipe de apoio comunicacional chamada Equipe SOS Acolhe.

Essa equipe foi criada, em uma parceria da Diretoria de Enfermagem do PS ICHC com o NH, com a intenção de ser uma equipe de apoio comunicacional e organizativo que contribuísse para a melhora da comunicação das equipes com os usuários e para a manutenção da ordem nos espaços de atendimento, facilitando e agilizando os processos assistenciais. A Equipe SOS é composta por auxiliares de atendimento em saúde – uma categoria profissional criada especialmente para as atividades desse cargo – que atuam em três frentes principais:

1. orientação e acompanhamento de pacientes aos locais de atendimento, espera, e realização de exames;
2. facilitação da comunicação de pacientes e acompanhantes com as equipes de saúde, buscando respostas para as suas dúvidas junto aos profissionais do serviço;
3. auxílio na organização dos processos de trabalho dentro da unidade de emergência, por exemplo, emitindo senhas de atendimento, arrumando os consultórios entre os atendimentos, repondo materiais nas salas de atendimento, etc.

São trinta e quatro colaboradores, divididos em quatro equipes de plantonistas diurno e noturno, e três supervisores de equipe.

Desde 2018, a Equipe SOS Acolhe é gerida pelo Núcleo de Humanização. Quatro profissionais do NH respondem pela gestão da Equipe SOS e de outros projetos de humanização implantados no ICHC, ocupando uma sala própria dentro do PS. A presença do Núcleo no pronto-socorro facilita a gestão da Equipe SOS, sua supervisão direta e a solução de problemas cotidianos de forma rápida e eficiente, além de facilitar treinamentos constantes da equipe. Além disso, a proximidade do Núcleo com as áreas assistenciais permite o desenvolvimento de outras ações, tais como, a visita remota e o acolhimento a familiares no óbito de pacientes, descritas em outras seções deste livro.

A gestão da Equipe SOS Acolhe começa na definição do perfil do colaborador a ser contratado para integrar a equipe e a participação nos processos seletivos. Segue, respondendo pelo treinamento desses colaboradores na sua chegada e periodicamente nos programas de reciclagem. O treinamento constante se dá por meio de observação direta e de orientação comportamental durante a realização cotidiana das tarefas; e por meio de oficinas para o desenvolvimento de habilidades comunicacionais, acolhimento, empatia, comunicação efetiva, trabalho em equipe.

Enquanto equipe de humanização, a Equipe SOS Acolhe atua no acolhimento de familiares no óbito, respondendo por todos os atendimentos noturnos e nos fins de semana e feriados.

O monitoramento da Equipe SOS Acolhe se dá também por meio de indicadores criados do registro de dados das atividades que a equipe desenvolve. Em um ano mais ou menos padrão como 2021, e mesmo atuando com seu quadro de funcionários bem abaixo do previsto, a Equipe realizou 15.929 atendimentos a pacientes e acompanhantes.

Entre as ações de humanização dirigidas ao cuidado do paciente, a criação da Equipe SOS Acolhe, e sua vinculação formal ao NH, é a ação de humanização mais impactante no cotidiano do pronto-socorro. Médicos, enfermeiros e até mesmo residentes e alunos de graduação que passam pelo PS atribuem à atuação da Equipe SOS a melhoria do atendimento aos pacientes em termos comunicacionais, e a agilização de fluxos internos.

4.4 Visita remota de familiares a pacientes internados

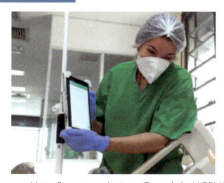

Programa Visita Remota no Instituto Central do HCFMUSP.
Foto: NH.

Durante a pandemia de SARS-CoV2, foram suspensas as visitas aos pacientes internados como medida sanitária. Apesar de não haver restrição ao uso de celulares, para muitos pacientes idosos, fragilizados ou com dificuldades tecnológicas, a internação acarretou isolamento, solidão e sofrimento. Ao mesmo tempo, para as famílias, mesmo recebendo boletins médicos diários sobre as condições clínicas de seus parentes, permanecia a preocupação de não ver e conversar diretamente com o paciente. Percebemos prontamente que, para o cuidado integral do paciente, era necessário aproximar pacientes e familiares, e como, naquele momento, só restava a possibilidade de encontro à distância, criamos o projeto da visita remota[12] de familiares a pacientes internados nas enfermarias do HC.

O HC é um complexo hospitalar de referência na América Latina, recebendo pacientes de alta complexidade vindos de diversas localidades e por isso, frequentemente, distanciados de suas famílias e amigos. Com esse recurso, eles podem manter contato com pessoas de outras cidades, estados ou países.

Embora seja desejável que a própria equipe de saúde se encarregue de fazer a aproximação entre os pacientes e suas famílias, muitas vezes ela está sobrecarregada demais para realizar mais esta tarefa. Por esse motivo, o Núcleo de Humanização criou uma equipe de desenvolvimento das visitas remotas que faz parte do programa corporativo Saúde Digital HC – um amplo conjunto de práticas de inovação tecnológica na assistência e na gestão em saúde.

A equipe da visita remota no ICHC se constitui de profissionais do NH e de voluntários. As equipes que atuam nas visitas remotas, antes de começar a atuar, são treinadas em habilidades de comunicação, intermediação do contato entre pacientes e familiares, atitudes de acolhimento, autocuidado, técnicas de paramentação e desparamentação, higienização de equipamentos e orientações sobre os protocolos de segurança da covid-19 e outras doenças infecciosas. Os voluntários atuam sob supervisão direta dos profissionais da humanização.

Quando o projeto da visita remota foi idealizado, no ápice da primeira onda da pandemia, o ICHC contava com quase 600 leitos de enfermaria para pacientes com covid-19 e a nossa preocupação em proteger os colaboradores era constante. Havíamos escolhido utilizar *tablets* para as visitas pelas vantagens de permitir a visualização de imagens maiores e mais precisas, a participação de mais de um membro da família, e a facilidade de acesso via WhatsApp, que é o recurso de comunicação mais amplamente utilizado no Brasil. Todos os *tablets* foram doados por uma empresa de tecnologia de comunicação, graças à intermediação do Núcleo de Cuidados Paliativos do HC. Entretanto, preocupava-nos a proximidade dos voluntários aos pacientes, segurando um *tablet* na sua frente por vários minutos. Então, junto com a equipe de Cuidados Paliativos e com o Laboratório de Biomecânica do IOT (LIM-41) criou-se um suporte metálico com rodas ao qual se fixa o *tablet* utilizado para realizar a visita. Com esse suporte, o profissional não precisa ficar muito próximo ao paciente, nem se manter segurando o *tablet* durante todo o tempo da visita, podendo atuar de forma mais protegida e menos cansativa. (Figura 11)

Figura 11. Dispositivo de suporte de tablets

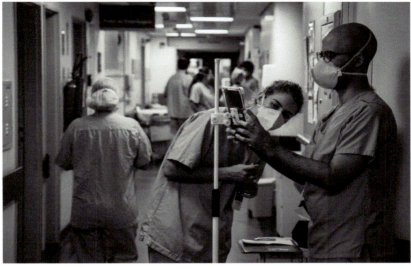

Imagens do cuidado – Registros do combate à covid-19 no Instituto Central do HCFMUSP.
Foto: André François.

Na gestão do programa, para cada etapa, foram criados fluxogramas, roteiros e instruções específicas, que também levam em consideração os aspectos éticos, legais e as necessidades e demandas de pacientes e familiares.

A ideia da visita remota é simples, mas a operacionalização exige atenção a muitos detalhes importantes, segundo um passo a passo a ser seguido:

1. o técnico do NH, a cada dia, verifica a lista de pacientes internados no ICHC e contata as equipes de saúde responsáveis por eles para obter a liberação dos pacientes que podem participar da visita remota. Essa liberação considera critérios clínicos e a manifestação de vontade do paciente, priorizando aqueles que estão demasiadamente incapacitados de usar seu próprio aparelho celular;

2. o técnico do NH entra em contato por telefone com os familiares dos pacientes elegíveis para a visita remota para explicar-lhes como serão as visitas e informar-lhes as regras a serem seguidas: a) eles não têm permissão para fotografar ou registrar a visita, b) durante a visita não serão dadas informações sobre a saúde do paciente, c) o profissional do NH ficará perto do paciente durante a conversa;

3. no horário das visitas, nas enfermarias, os profissionais do NH, primeiramente, realizam os procedimentos de segurança necessários de acordo com a área em que estarão atuando, depois, junto ao paciente, confirmam seu consentimento para participar da visita, e só então fazem a chamada ao familiar via WhatsApp. As regras da visita remota são novamente explicadas e o profissional acompanha o encontro do paciente com o familiar por mais ou menos dez minutos. Passado o tempo, o profissional pergunta se há dúvidas, despede-se e termina a chamada.

O profissional bloqueia o número do telefone celular chamado para evitar o uso inadequado pela família;

4. no final do dia, limpam o equipamento e guardam-no na sala do NH;
5. e, por fim, registram as visitas nos prontuários eletrônicos dos pacientes e em uma planilha eletrônica de dados de controle para a elaboração dos indicadores de monitoramento.

As visitas remotas são mais adequadas para pacientes que conseguem falar e interagir, mas em certos casos são realizadas mesmo para pacientes com rebaixamento de consciência. Quando os pacientes estão inconscientes ou não conseguem se comunicar, é preferível a gravação de áudio ou de vídeo realizada pelos familiares e amigos apresentada aos pacientes pelas equipes de saúde.

Os resultados de monitoramento do programa mostram que, do ponto de vista administrativo, as visitas contribuem para o cuidado de um grande número de pacientes. Desde o seu início em 2020 e até meados de 2022, no Complexo HC como um todo, foram realizadas 18.686 visitas. O indicador NPS (*Net Promoter Score*), que mensura a satisfação dos pacientes e familiares com a atividade, teve 99,13% de nota de recomendação 9 ou 10.

Os resultados observáveis pelas equipes de saúde incluem a melhora do paciente nos aspectos emocionais e de motivação para o tratamento, a diminuição da ansiedade das famílias, a satisfação das equipes de saúde e dos profissionais que atuam nesse programa.

Em 2021, a visita remota foi regulamentada por meio da Resolução CREMESP nº 347 de 29 de abril de 2021, constituindo-se em uma inovação assistencial que pode ser adotada por qualquer serviço e situação em que os pacientes não podem fisicamente encontrar seus parentes e amigos.

Por fim, para quem quiser criar um programa semelhante, compartilhamos alguns de nossos aprendizados do dia-a-dia:

1. por razões de segurança, somente dispositivos hospitalares são recomendados para uso;
2. a conexão sem fio pode ser um problema e a garantia de seu bom desempenho é essencial;
3. a seleção de voluntários ou de profissionais para acompanhar as visitas requer tempo e é importante escolher pessoas com perfil adequado ao trabalho, incluindo ter alguma familiaridade com o ambiente hospitalar;
4. a gestão do programa é fundamental para garantir o passo a passo proposto e os resultados esperados;
5. embora seja infrequente, pode haver conflitos entre pacientes e familiares durante a visita remota. Nesse caso, deve-se estar preparado para mediar o conflito e facilitar o encerramento da visita;
6. sessões diárias de conversa entre os profissionais que atuam nas visitas para a troca de experiências entre eles são essenciais para o fortalecimento e engajamento da equipe.

As visitas remotas são um surpreendente e inequívoco exemplo do uso da tecnologia para um cuidado mais compassivo e humanizado ao paciente e aos seus familiares.

Referências Bibliográficas

1. HCFMUSP. Guia Técnico-político de Humanização do HCFMUSP. São Paulo: 2022.
2. HumanizaSUS: Política Nacional de Humanização do Ministério da Saúde. Brasília, DF: 2004.
3. HCFMUSP. Programa Acolher HC - Acolhimento no Hospital das Clínicas da FMUSP. São Paulo: 2015.
4. Cardoso EAO et al. The effect of suppressing funeral rituals during the COVID-19 pandemic on bereaved families. Rev. Latino-Am. Enfermagem (Ribeirão Preto). 2020; 28:1–9.
5. Gesi C, Carmassi C, Cerveri Giancarlo, et al. Complicated Grief: What to Expect After the Coronavirus Pandemic. Frontiers in Psychiatry. 2020; 11: 1–5.
6. Kokou-Kpolou CK, Fernandez-Alcãntara M, Cenat JM. Prolonged grief related to COVID-19 deaths: do we have to fear a steep rise in traumatic and disenfranchised griefs? Psychol Trauma. 2020; 12 (S1): 94-95.
7. Mayland CR, Harding AJ, Preston N, Payne S. Supporting adults bereaved through COVID-19: a rapid review of the impact of previous pandemics on grief and bereavement. Journal of Pain and Symptom Management. 2020; 60(2): e33–e39.
8. Braz MS, Franco MHP. Profissionais paliativistas e suas contribuições na prevenção do luto complicado. Psicol. ciênc. prof. 2017; 37 (1): 90-105.
9. Shear MK. Grief and mourning gone awry:pathway and course of complicated grie. Dialogues Clin Neurosci. 2012; 14(2): 119–128.
10. Silva MJP, Araújo MMT. Comunicação em Cuidados Paliativos. In: Academia Nacional de Cuidados Paliativos (org.). Manual de Cuidados Paliativos. Rio de Janeiro: Diagraphic, 2009.
11. Daglius DR, Rios IC et. col. Using the Manchester triage system for refusing nonurgent patients in the emergency department: A 30-day outcome study. Journal of Emergency Management. 2016; 14: 365 - 369.
12. Rios IC, Carvalho RT, Ruffini VMT, Montal AC, Harima LS, Crispim DH, Arai Le t al. Virtual visits to inpatients by their loved ones during COVID-19. Clinics (Sao Paulo).2020; 75: e2171.

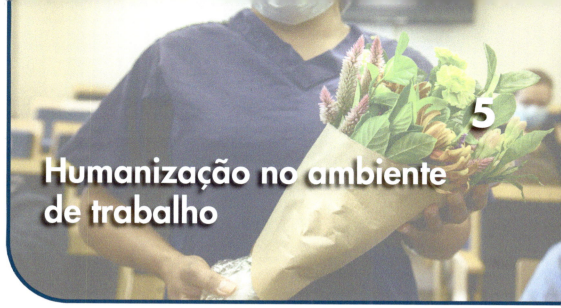

5

Humanização no ambiente de trabalho

Imagens do Cuidado – Registros do combate à covid-19 no Instituto Central do HCFMUSP.
Foto: André François.

- Programa Enfermagem que Acolhe
- Programa Código H

O trabalho na área da saúde constitui-se de ações humanas técnicas e sociais intencionais que modificam a realidade, produzindo meios ou atuando diretamente para a manutenção da saúde e da vida das pessoas na sociedade. Em síntese, o trabalho na área da saúde[1] envolve:

1. Saberes: conceitos, teorias, fundamentos epistemológicos para as ações;
2. Meios tecnológicos e materiais: modos de aplicar as técnicas ou habilidades de manejar conhecimentos e instrumentos, respondendo a necessidades de saúde;
3. Objetos da ação: as necessidades de saúde e as demandas de sujeitos e populações no direcionamento das ações.

Nos serviços de saúde de alta complexidade, o trabalho também se caracteriza pela complexidade ética pois envolve alta responsabilidade relativa a cada procedimento coligada a alto grau de incerteza[1].

De *per si*, a natureza do trabalho em saúde envolve riscos à saúde e ao bem-estar do trabalhador em várias dimensões da experiência laboral. Não são poucos os riscos inerentes à exposição a agentes físicos, químicos e biológicos potencialmente lesivos à saúde. Como exemplo, em 2020, a Organização Mundial da Saúde divulgou que, entre as pessoas adoecidas de covid-19, 14% eram profissionais da saúde. Estudo de revisão de literatura realizado em 2019, encontrou a frequência de 40% de agravos à saúde decorrentes de riscos ocupacionais de diversos tipos – osteomusculares, infecciosos, acidentes perfurocortantes, contaminações, etc. O mesmo estudo, identificou 30% de agravos decorrentes de risco por agente não biológico, notadamente as situações de estresse ocupacional, assédio moral e sexual, e quedas[2]. O intenso convívio com pessoas com doenças graves, com dor, em estado de sofrimento, ou em situações cujos desfechos não são positivos – sendo às vezes bastantes dolorosos, incluindo a morte de pacientes – provoca alto impacto emocional na experiência profissional. Não menos desgastantes são as situações em que o profissional precisa lidar com pacientes difíceis e familiares nem sempre cooperantes.

Se por um lado, parte dessas situações são próprias às profissões da saúde, por outro lado, boa parte delas derivam da organização dos serviços e do ambiente de trabalho, que também determinam sobrecarga física e emocional aos profissionais. Como exemplo, podemos citar as longas jornadas de trabalho, muitas vezes em ritmo acelerado, o pouco tempo para pausas e descanso ao longo da jornada, o desrespeito aos ritmos biológicos e aos horários de alimentação, os ambientes inadequados ao trabalho, a insuficiência de recursos materiais e humanos, a pouca autonomia e não participação na organização do seu próprio trabalho.

A ação conjunta desses fatores cria cenários de prática assistenciais em que o tecnicismo, a rotinização e o automatismo impregnam as relações humanas reduzindo-as a ações puramente instrumentais, desprovidas de sensibilidade e de valores que sustentam a humanização. A desumanização desses ambientes assistenciais impacta no estado anímico não só dos pacientes, mas também dos profissionais que neles atuam, pois, ao coisificar as pessoas e destituir dos atos laborais seu significado simbólico para a sustentação da identidade profissional e sua autovalorização, o profissional da saúde passa a se comportar como mera engrenagem de uma máquina ou de um sistema. A perda do sentido e do valor holístico do trabalho para o trabalhador o desumaniza e, não raramente, o adoece. Cada vez mais comumente, os profissionais da saúde experimentam, além da sobrecarga física e mental, sentimentos – conscientes e inconscientes – de angústia, frustração, depressão, culpa, raiva e outros, relativamente ao seu trabalho.

Atentando aos múltiplos aspectos ocupacionais a que os trabalhadores estão expostos no exercício de suas atividades, desde os anos 1970, estuda-se os chamados fatores psicossociais do trabalho, definidos como elementos decorrentes de características individuais e socioculturais dos trabalhadores e de seu ambiente e condições de trabalho que, de diferentes formas, impactam na saúde, satisfação e produtividade do trabalhador[3]. Para o seu enfrentamento, preconiza-se que as organizações criem políticas de abordagem dos fatores psicossociais que ameaçam a saúde e o bem-estar dos trabalhadores, incluindo meios de identificação de sua ocorrência e práticas de gestão e de redução de seus riscos.

Tomando esse modelo como base para as ações de humanização dirigidas aos colaboradores do HC e da FMUSP, neste capítulo, destacamos dois projetos de alto impacto no ambiente de trabalho e, por conseguinte, na saúde e bem-estar dos profissionais que nele atuam (Quadro 22).

5 • Humanização no ambiente de trabalho

Quadro 22. Resumo analítico da produção do NH em humanização no ambiente de trabalho

Situação problema	Proposta de ação	Método utilizado	Produto ou resultado	Inovação
Equipes de enfermagem do pronto-socorro e do centro cirúrgico sobrecarregadas, estressadas e pouco acolhedoras.	Oferecer suporte psicossocial e cuidado para a equipe.	Roda de conversa semanal, *in loco*, com foco em autocuidado, gestão do cotidiano assistencial, e fortalecimento do trabalho em equipe	Programa Enfermagem Que Acolhe	Modelo de educação permanente e cuidado ao colaborador que se adapta à rotina do serviço, proporciona suporte *in loco*, desenvolve autonomia e sentido do trabalho.
Conflitos interpessoais de difícil solução entre equipes e pacientes. Situações de forte impacto emocional para as equipes.	Oferecer apoio na busca de soluções para os problemas de forma rápida e eficaz. Proporcionar cuidado emocional para as equipes.	Técnicas de mediação de conflito. Rodas de conversa para apoio psicossocial no trabalho.	Programa Código H	Equipe de resposta rápida para mediação de conflito ou para suporte emocional *in loco*.

Fonte: adaptado da monografia do concurso de livre-docência de Rios IC, FMUSP, 2019.

5.1 Programa Enfermagem que Acolhe

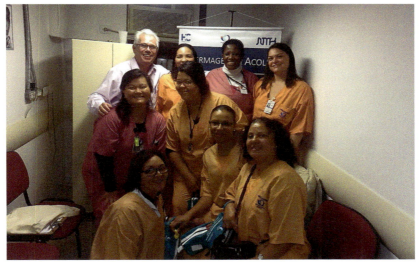

Programa Enfermagem que Acolhe no Instituto Central do HCFMUSP.
Foto: NH.

O Programa Enfermagem que Acolhe surgiu a partir da análise situacional realizada em áreas críticas do Instituto Central – pronto-socorro e centro cirúrgico –, na qual foi evidenciado o estado de esgotamento, desmotivação, indiferença e sofrimento mental das equipes de enfermagem. Constatamos que as equipes estavam em estado de *burnout*, síndrome de estresse laboral crônico[4], e como descrito na literatura, estavam doentes e sem condições de realizar atendimentos acolhedores aos pacientes.

Como apontamos anteriormente, na introdução ao tema da humanização no ambiente de trabalho, é fato conhecido que os profissionais da área da saúde estão particularmente sujeitos ao estresse ocupacional devido à natureza do trabalho e às suas condições nas instituições. Também é fato conhecido que a área da saúde concentra um número muito grande de trabalhadores que nela estão por desejo de cuidar e fazer o bem a quem precisa[3].

Atentamente a essas particularidades do trabalho em saúde, entre as ações de humanização destinadas especificamente aos profissionais, nossa escolha é por aquelas que têm por princípio estimular a consciência de si mesmo e a reflexão sobre o sentido de trabalhar na área da saúde, reconhecendo aos profissionais o seu papel fundamental para a qualidade e a humanização do cuidado aos pacientes.

Ao mesmo tempo que adotamos essa linha de ação, ressaltamos que esse modo de cuidar do profissional da saúde não exime a administração da sua obrigação de investir em melhorias das condições organizativas do trabalho.

Contudo, em que pese as boas condições organizativas do serviço, o acúmulo de experiência na área da saúde mostra que, para cuidar de quem cuida, é preciso iluminar a essência humana das pessoas, ajudando-as a se conectar consigo mesmas e com suas histórias e missão de vida[5].

No caso em questão, era evidente a necessidade de se propiciar cuidado às equipes de áreas críticas. Porém, algumas contingências tinham de ser equacionadas. Em nossa realidade, e certamente na de muitos serviços públicos de saúde, as equipes estavam incompletas e com significativa falta de funcionários, dificultando a saída de funcionários para ações de cuidado dentro do horário de trabalho. Os próprios funcionários não se sentiam tranquilos em sair por mais de uma hora para participar de oficinas de cuidado, deixando seus colegas sobrecarregados. Nesse contexto, a solução adotada foi a criação de um programa de cuidado em "pílulas de encontros reflexivos", proposta que deu origem ao Programa Enfermagem que Acolhe. Nele, os encontros ocorrem em uma sala na própria unidade de trabalho das equipes de enfermagem, com dois a quatro membros da equipe em cada vez, por no máximo 40 minutos. Os facilitadores dos encontros, em geral enfermeiros ou psicólogos do Núcleo de Humanização, vão até as equipes todas as semanas sistematicamente, nos períodos da manhã, tarde e noite, dando cobertura a todos os plantões dessas áreas. Uma vez iniciado, o programa se estende por um ano, podendo ser renovado.

Nos encontros, se inicia o trabalho com alguma técnica de relaxamento e, em seguida, coloca-se para reflexão temas inerentes ao trabalho da enfermagem, estimulando cada um a pensar sobre suas vivências no trabalho, suas expectativas em relação a si mesmo como profissional, os recursos internos que cada um poderia buscar na sua própria história de vida, os recursos externos e o fortalecimento do trabalho solidário em equipe. O efeito desses encontros aparece ao longo de um tempo de elaboração psíquica que segue um caminho de interiorização e aprofundamento das reflexões de seus participantes. Como exemplo, no Quadro 23 apresentamos as anotações de caderno de campo de uma das facilitadoras do Núcleo de Humanização sobre o desenvolvimento de um grupo atendido pelo programa.

5 • Humanização no ambiente de trabalho

Quadro 23. Percepção do desenvolvimento do trabalho de grupo com a equipe de enfermagem no Projeto Enfermagem Que Acolhe em um setor do HC em 2017

> "No começo, as enfermeiras fizeram muitos questionamentos, apontamentos e críticas ao hospital e às chefias. Abordaram o acolhimento, mas o sentimento de raiva dificultou a reflexão sobre o tema. Justificaram que o dia-a-dia é estressante pela sobrecarga de trabalho e falta de funcionários. Sentiam dificuldades para falar com outras equipes, principalmente com a equipe médica. Notaram que os encontros mudaram a postura de muitos colegas, pois começaram a se cumprimentar mais.
> Passaram a discutir sobre sensibilidade, satisfação e realização em trabalhar com o que se gosta, relacionamento humano, amor, respeito, educação, empatia, proteção, humildade e maturidade. Sugeriram que, para ter um acolhimento melhor para os pacientes, os funcionários poderiam ter sempre este espaço para falar sobre os fatores estressantes do dia-a-dia.
> Relataram que esse programa faz a diferença no dia a dia, pois é trabalhado muito a questão afetiva pouco abordada no serviço. Pediram para que o programa não terminasse".

Fonte: NH.

O programa Enfermagem que Acolhe conta com o suporte das lideranças de enfermagem desde o seu início e principalmente durante o seu desenvolvimento. Antes de começarmos a atuar em um setor, o programa é discutido com as lideranças que então participam ativamente do planejamento das atividades. Cabe aos líderes fazer as escalas de liberação dos funcionários nas datas e horários programados para os encontros, assim como divulgar os encontros para as suas equipes e estimular a participação de todos. Periodicamente, o NH realiza reuniões com a liderança e lhes apresenta os resultados do programa e os apontamentos recorrentes entre os funcionários relativamente aos problemas de gestão. Os líderes, sempre que possível, resolvem esses problemas ou pelo menos apresentam os motivos e justificativas que impedem a solução. Essa devolutiva é apresenta aos funcionários em encontros do programa, propiciando a discussão e a compreensão das equipes sobre os limites gerenciais dos líderes e da própria instituição. A aproximação e a melhor comunicação entre líderes, funcionários e equipes é um outro resultado do programa que fortalece as pessoas e torna o ambiente de trabalho mais colaborativo.

5.2 Programa Código H

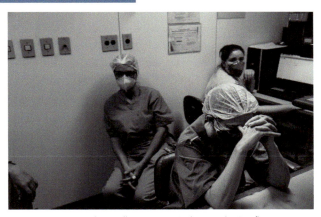

Programa de Acolhimento e Mediação de Conflitos.
Foto: André François.

O Programa Código H constitui-se de ações de humanização planejadas para a intervenção em situações de conflitos de natureza comunicacional, ética ou relacional entre profissionais da saúde e pacientes ou acompanhantes, nas quais a equipe local tenha esgotado seus recursos e necessite de intermediação para resolução desses conflitos. O Código H também atua em situações que, por alguma singularidade factual, levem a dificuldades emocionais dos profissionais ou das equipes, requerendo orientação, suporte ou mesmo a atuação de profissional externo no manejo de tais situações.

Entendemos por situações de conflito aquelas em que as pessoas envolvidas não conseguem mais abordar um assunto de interesse comum sem que haja tensão, desconfiança, troca de acusações, falta de paciência e de disposição para compreender o ponto de vista do outro, ou ainda incapacidade de comunicação efetiva – utilização de argumentos repetitivos e insuficientes que não permitem ampliar a compreensão das diferenças de opinião ou de demandas entre as pessoas, indisposição para o diálogo, imposição de ideias e decisões, ofensas, agressões verbais ou físicas.

O Programa Código H conta com uma equipe do Núcleo de Humanização formada por profissionais preparados para assessorar as equipes de saúde do HC, mas a depender do caso, outros profissionais da equipe ou mesmo de outras áreas são chamados para atuar conjuntamente. De modo geral, os processos desencadeados quando da chamada do Código H são:

1. Conversa do profissional do Código H com a área, equipe ou pessoa demandante;
2. Conversa do profissional do Código H com paciente, acompanhante ou quem estiver relacionado ao caso;
3. Elaboração conjunta de estratégias de abordagem da situação, envolvendo o Núcleo de Humanização e a área, as equipes ou a pessoa demandante, definindo-se orientações de conduta profissional e medidas assistenciais, administrativas e educacionais, caso a caso;
4. Atuação direta do NH, quando indicado, e acompanhamento do desenvolvimento da ação até a sua finalização.

Todos os processos são desenvolvidos mantendo-se confidencialidade e sigilo quanto aos envolvidos. O programa conta com um e-mail de acesso direto, um número de WhatsApp e telefone, mediante os quais a área demandante pode entrar em contato com a equipe do Código H. Residentes e alunos da FMUSP podem nos acessar diretamente. A resposta ao chamado ocorre no mesmo dia, ou imediatamente a depender da urgência da situação.

O Código H não é um programa de acesso frequente uma vez que delimita sua atuação a casos realmente difíceis, nos quais as pessoas e equipes tenham esgotado seus recursos e tenham registrado em prontuário ou documentos todas as tentativas de solução do problema. Quando acionado, o Código H propicia não só suporte para a solução do problema específico a que foi chamado, mas também atua na orientação de medidas preventivas de novos problemas. No Quadro 24 é possível observar exemplos de problemas que frequentemente levam ao acionamento do programa e seus respectivos encaminhamentos.

Quadro 24. Exemplos de tipos de casos e encaminhamentos do Código H

Situação	Problemas identificados	Encaminhamento
Equipe com dificuldades para a comunicação de grave/óbito de garoto para a sua família depois de acidente de trânsito.	Observou-se equipe e família sob forte comoção, precisando de apoio para lidar com o fato.	Acolhimento da equipe e família. Suporte para ambos durante comunicação de grave/óbito, e durante vários momentos do dia.
Familiares contra a remoção de paciente de alta para hospital de retaguarda.	Problemas na comunicação do Serviço Social e Equipe Médica com a família.	Conversa/preparação do médico e da assistente social responsáveis pelo caso; mediação da conversa entre estes e os familiares da paciente
Familiares contra alta de paciente para casa.	Divergências entre os profissionais da equipe de saúde quanto à conduta para alta; recusa da família.	Conversa/preparação da equipe responsável pelo caso; mediação na conversa entre esta, a advogada do HC e os familiares do paciente; orientação na tomada de decisão da equipe; monitoramento do processo.
Familiares resistentes a desligar aparelhos de filha de 17 anos em morte encefálica após tentativa de suicídio.	Conflito de crenças religiosas e falta de empatia do médico residente responsável do caso com a família.	Mediação de conflito entre equipe médica e família da paciente; acolhimento da família; aprimoramento comunicacional para o residente diretamente envolvido no caso.
Queixas de má comunicação de uma equipe de enfermagem com pacientes.	Comunicação insuficiente da equipe de enfermagem para os pacientes e familiares. Equipe com falta de pessoal e sobrecarregada.	Orientações sobre comunicação efetiva para pacientes; indicação do Programa Enfermagem Que Acolhe para a equipe.
Queixa de conflitos entre alunos de graduação médica, levando a situações de discriminação, ofensas, e má conduta entre os envolvidos no conflito.	Dificuldades de lidar com diferenças de opinião e de visão de mundo.	Mediação de conflito entre os alunos e busca de soluções para os problemas de convivência.
Queixa de paciente quanto a mau atendimento em uma recepção.	Falhas no acolhimento ao paciente; falhas no processo de trabalho; insuficiência de dispositivos de controle dos processos envolvidos.	Estudo de medidas de correção das falhas do processo de trabalho e de criação de medidas de controle mais eficazes. Mediação de conflito. Treinamento da equipe para acolhimento.

Fonte: adaptado da monografia do concurso de livre-docência de Rios IC, FMUSP, 2019

Algumas atuações do Código H geram impactos que levam à criação de outros programas de alcance bem mais abrangentes. Por exemplo, após a solução de um caso que envolvia uma equipe de enfermagem, foi criado o Programa Enfermagem Que Acolhe para suporte e cuidado à equipe. Após a atuação junto a um programa de residência médica, foi criado o Programa de Aprimoramento da Residência Médica em Comunicação.

Referências Bibliográficas

1. Schraiber LB. O médico e suas interações: a crise dos vínculos de confiança. São Paulo: Hucitec, 2008.

2. Mylod DE, Lee TH. Helping Health Care Workers Avoid Burnout. Harvard Business Review. [Internet], 2018; October [acesso em jun 2023]; 12. Disponível em: https://hbr.org/2018/10/helping-health-care-workers-avoid-burnout.

3. Rios IC. Humanization and work environment in health professionals' view. Saúde Soc. 2008; 17 (4): 151-60.

4. De Paiva LC et al. Burnout syndrome in health-care professionals in a university hospital. Clinics (Sao Paulo). 2017; 72 (5): 305-9.

5. Kjeldmand D, Holmstrom I. Balint groups as a means to increase job satisfaction and prevent burnout among general practitioners. Annals of Family Medicine. 2008; 6(2): 138-45.

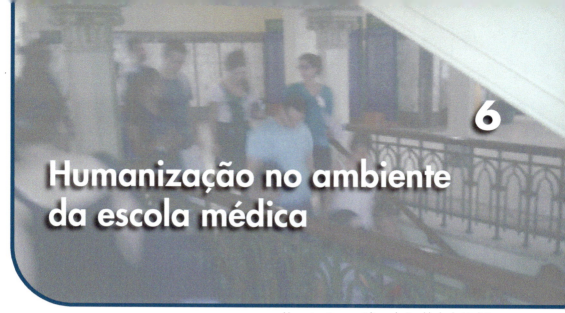

6
Humanização no ambiente da escola médica

Humanização no cotidiano da Faculdade de Medicina.
Foto: NH.

No campo da educação, o ambiente físico da escola, o clima emocional e intelectual e os valores manifestos (ou latentes) no dia a dia são componentes do que se chama de ambiente educacional[1]. O ambiente educacional afeta a disposição do aluno para o aprendizado, a sua motivação e satisfação, e até mesmo o seu desempenho acadêmico. Conceitualmente, o ambiente educacional corresponde analogamente ao que discutimos em seção anterior deste livro, a propósito da cultura institucional, determinando condições e comportamentos que atuam no processo do ensino-aprendizagem dos estudantes com a potencialidade de moldar identidades profissionais[2].

Na escola médica, tendo como objeto de ensino a humanização em saúde, há muito tempo se discute o fato de que o ambiente educacional é um dos principais elementos influenciadores da formação humanística dos alunos[2]. Idealmente, mais do que ensinar ética em aulas expositivas, ou mesmo discussão de casos, em salas de aula, a escola médica deveria atuar como guardiã de valores humanos essenciais que seriam colocados em prática diariamente, em diversos âmbitos e espaços institucionais, configurando-se em um lugar no qual a educação se dá por meio da ética.

Em uma perspectiva estratégica, o ambiente educacional, enquanto recurso necessário para a boa qualidade do ensino, deve ser tomado como objeto de atenção e cuidado. Uma medida providencial alinhada a essa perspectiva é a criação de espaços para as manifestações da experiência ambiental de alunos, professores e funcionários, desde que comprometida com propostas de ações efetivas para a melhoria do ambiente.

Na FMUSP, em 2014, foram criados muitos grupos de atuação sobre o ambiente da faculdade, tais como Ouvidoria, Núcleo de Acolhimento ao Estudante, Núcleo de Ética e Direitos Humanos. Nesse movimento de criação de dispositivos institucionais de atenção à vida na universidade, em 2015, a pedido da Diretoria da FMUSP, também foi criado o Grupo de Trabalho de Humanização da FMUSP (GTH-FMUSP), que posteriormente deu origem ao Eixo Humanização do planejamento estratégico da FMUSP.

A humanização, conforme discorremos neste livro, converge as pessoas em torno de projetos que incidem sobre a cultura institucional, fortalecendo comportamentos éticos que produzem um ambiente mais propício para a formação humanística e para o ensino médico de qualidade. Nessa linha de atuação, a tarefa do GTH-FMUSP era reconhecer as iniciativas de humanização presentes no cotidiano da faculdade e divulga-las para a comunidade universitária; e identificar necessidades de outras ações de humanização além das existentes.

Inicialmente, foi formada uma equipe executiva do GTH-FMUSP e um colegiado de apoiadores, contando com representantes de todas as treze entidades estudantis, seis professores, nove funcionários e dois representantes da Diretoria Executiva do curso de Medicina e dos cursos de Fonoaudiologia, Fisioterapia e Terapia Ocupacional.

As principais ações desse grupo de trabalho e seus resultados em 2016 e 2017 podem ser observados no Quadro 25.

Quadro 25. Produção do GTH FMUSP em 2016 e 2017

Objetivos	Ações
Mapear as ações de humanização existentes na FMUSP	Levantamento das ações por busca ativa na internet
Realizar diagnóstico de necessidades de ações de humanização na FMUSP	Grupos focais com alunos e funcionários
	Entrevistas com professores e funcionários
Divulgar as ações de humanização na FMUSP	Textos publicados nos canais de comunicação da FMUSP e nas mídias sociais

Fonte: NH.

Com a metodologia do NH, realizamos o mapeamento das ações de humanização entre os segmentos de alunos, administração da faculdade e funcionários, identificando ações, atividades e projetos de humanização e seus respectivos responsáveis na FMUSP. O mapeamento das ações foi realizado por meio de busca ativa na internet, visitando os sites dos departamentos, das entidades e das comissões. Após o levantamento de ações de humanização, fizemos a validação das mesmas junto aos respectivos responsáveis. A validação desse levantamento indicou quais ações efetivamente aconteciam. Observou-se que a maioria das ações eram realizadas por alunos (24,42%), pela Associação de Antigos Alunos da FMUSP (12,79%) e pela Comissão de Cultura e Extensão da FMUSP (12,79%). Das 110 ações mapeadas e validadas, 94,74% delas eram de caráter contínuo, o que consideramos um bom indicador de humanização. O quadro 26 mostra a distribuição das ações segundo a quem elas se destinavam.

Quadro 26. Ações de humanização da FMUSP por público-alvo em 2016 e 2017

Ações de humanização	N°	Porcentagem
Ações para professores e funcionários	30	15
Ações para alunos	48	60
Ações para a Comunidade FMUSP	32	25
Total	110	100

Fonte: NH.

6 • Humanização no ambiente da escola médica

O grupo atuou até meados de 2017, quando sua equipe executiva foi integrada ao Eixo Humanização da FMUSP. Neste, entre 2017 e 2019, o Núcleo de Humanização conduziu uma linha de trabalho na FMUSP, dentro do planejamento estratégico empreendido pela Diretoria Executiva da faculdade.

O Eixo Humanização foi criado com o objetivo de alavancar ações de humanização na escola médica com particular atenção ao ambiente educacional, sobretudo no âmbito das relações interpessoais dentro e entre os segmentos de estudantes, professores, funcionários e gestores.

A equipe que atuou no Eixo foi formada por assistentes do Núcleo de Humanização, funcionários da média administração da faculdade, alunos e pesquisadores escolhidos por critério qualitativo, ou seja, pessoas reconhecidamente interessadas na temática da humanização e envolvidas em projetos institucionais da área na FMUSP.

Em continuidade ao trabalho desenvolvido pelo GTH FMUSP, aprofundamos o diagnóstico da humanização no ambiente da faculdade e, posteriormente, ao longo de três anos, elaboramos e implantamos projetos específicos dirigidos por objetivos embasados nos achados diagnósticos.

Realizamos a análise documental das iniciativas de humanização identificadas pelo GTH FMUSP e conduzimos outra rodada de grupos focais e entrevistas com alunos, professores, pesquisadores e funcionários, abordando suas percepções da humanização e das relações entre as pessoas na faculdade. Com base na análise dos dados coletados, selecionamos três escopos temáticos para a elaboração de projetos de intervenção no ambiente da faculdade:

1. Acolhimento e integração de funcionários;
2. Desenvolvimento de lideranças para a gestão participativa; e
3. Construção coletiva de uma cartilha de humanização.

Usando o método *SWOT* de planejamento, elaboramos três projetos de humanização para o período. Formamos três grupos-tarefa de três ou quatro pessoas para operar simultaneamente na execução das ações propostas, mantendo-se encontros semanais com todos os membros do Eixo para acompanhamento dos trabalhos como um todo (Quadro 27).

Quadro 27. Resumo analítico da produção do NH em humanização na escola médica

Situação problema	Proposta de ação	Método utilizado	Produto ou resultado	Inovação
Falta de conhecimento do trabalho e de colaboração entre os diversos setores administrativos da faculdade.	Aproximar os setores, compartilhar informações, estimular a cooperação entre eles.	Encontros programáticos mensais para apresentação das áreas e *tour* pelo HC e faculdade, envolvendo todos os setores da faculdade.	Programa de acolhimento e integração de funcionários novos e antigos na FMUSP	Embora ações de integração sejam comuns nas empresas, na FMUSP, foi ao encontro de novas propostas de gestão participativa e humanização.

(Continua)

(Continuação)

Situação problema	Proposta de ação	Método utilizado	Produto ou resultado	Inovação
Conflitos entre chefias e suas equipes. Falta de diretriz sistêmica de liderança para a média administração.	Desenvolver chefias para o exercício de liderança nos moldes da gestão participativa.	Criação de um curso de preparação de líderes, utilizando-se metodologias ativas de ensino.	Curso de desenvolvimento de lideranças da FMUSP	Estímulo à mudança de comportamento das chefias para práticas de liderança participativa.
Queixas e conflitos entre os segmentos de alunos, professores e funcionários, referidas à "falta de respeito".	Identificar as situações de conflito e desenvolver ações de mediação.	Rodas de conversa e entrevistas com os segmentos. Elaboração coletiva de uma cartilha que aborda o tema "respeito" nas diferentes perspectivas dos segmentos.	Cartilha de humanização da Comunidade FMUSP	Cartilha elaborada a partir da escuta ativa de alunos, professores, pesquisadores e funcionários, compartilhando diferentes visões e expectativas de um bom ambiente na escola médica.

Fonte: adaptado da monografia do concurso de livre-docência de Rios IC, FMUSP, 2019.

Grupo 1: acolhimento e integração de funcionários

No diagnóstico situacional, verificamos que a maioria dos funcionários não conhecia a estrutura da faculdade, tampouco do hospital; ainda menos a história, a identidade e a magnitude da responsabilidade social dessas instituições. Muitos dos conflitos entre setores administrativos, além de atrasos no cumprimento de metas e retrabalho, tinham entre suas causas o desconhecimento de uns e outros.

Desenhamos um modelo de integração programática de funcionários, no qual mensalmente realizávamos rodas de conversa com funcionários dos diversos setores, nas quais eles compartilhavam suas experiências de trabalho. Aproveitávamos também para colocar em conversa a história da faculdade e do hospital, seus valores, e o papel de cada um na missão de ensino, pesquisa, extensão e assistência. Ao final da conversa, fazíamos uma visita a diversos e inusitados locais da faculdade e do hospital. Não era infrequente que funcionários da casa há décadas ficassem surpresos com as informações e principalmente com a experiência da visita a locais que desconheciam.

Grupo 2: desenvolvimento de lideranças para a gestão humanizada

A referência a conflitos entre chefias e suas equipes foi um elemento que apareceu com força no estudo diagnóstico realizado, cujo impacto na qualidade relacional é classicamente reconhecido na literatura sobre os fatores psicossociais do trabalho[3]. O líder de uma equipe é um elemento-chave para a sua boa ou má performance uma vez que cabe à liderança um conjunto de tarefas estruturantes de uma equipe, tais como, identificar as capacidades e potencialidades de cada membro da equipe e designar-lhe atividades adequadas aos seu perfil, envolver a equipe na elaboração dos planos de trabalho estimulando-lhe interesse e motivação, conduzir a equipe mantendo uma boa comunicação com todos, orientando o trabalho de cada um e mediando possíveis conflitos.

Um estudo de 2016 investigou junto a cento e noventa e cinco líderes de trinta organizações em quinze países quais as principais competências de um bom líder. A competência eleita como a mais importante foi o alto padrão ético e moral do líder, seguida por boa capacidade de comunicação[4]. O bom líder seria aquele que, por ser uma pessoa honesta, justa, que comunica claramente suas expectativas e inspira confiança na equipe, consegue criar um ambiente seguro e confiável para seus liderados. Embora, como já discutido em outras seções deste livro, no cenário internacional não se utilize o termo humanização, no conceito de humanização que adotamos, alto padrão moral e de comunicação são a sua essência. Nesses termos, a boa liderança é a liderança humanizada.

Na nossa realidade local, a maioria dos chefes era de funcionários antigos na casa, que apresentavam comportamentos cristalizados dentro de um modelo hierárquico de gestão, e pouco familiarizados com modelos de gestão participativa. Por outro lado, também a maioria deles era de pessoas aderidas ao seu trabalho, que valorizavam a instituição, e estavam dispostas a aprender outros métodos de liderança. Para eles, foi realizado um curso de capacitação sobre gestão participativa e humanizada nos serviços administrativos. Em oficinas temáticas, desenvolvidas com recursos de metodologias ativas de ensino, problematizou-se:

1. O papel da liderança;
2. A personalidade do líder;
3. A administração dos conflitos dentro da equipe;
4. As relações entre os líderes entre si;
5. As técnicas de gestão participativa.

Grupo 3: construção coletiva de uma cartilha de humanização

Nos vários espaços de escuta institucional que realizamos durante a fase diagnóstica, chamou-nos a atenção a constante sensação de falta de respeito entre as pessoas em diferentes e vários contextos. Tanto no meio intrassegmentar, como interssegmentar, considerando os grupamentos de estudantes, professores, pesquisadores, gestores e funcionários, a queixa recorrente era de que frequentemente se sentiam pouco respeitados. A melhor compreensão das demandas desses grupamentos mostrou que, embora respeito seja um princípio moral que dispensa aprofundamento teórico, as situações vivenciadas como de falta de respeito variavam muito em função do grupamento, revelando atravessamentos geracionais e culturais que atritavam entre si. Desta feita, certos comportamentos dos alunos, tidos por eles como normais não o eram para professores e funcionários, e vice-versa. A mensagem era clara: todos queriam respeito e acreditavam ser respeitosos, mas, ao não compreender o outro como alteridade, todos acabavam se sentindo, em alguma medida, desrespeitados.

A proposta de criar uma cartilha de humanização foi ao encontro dessa perspectiva de valores e de alteridades. Foram realizadas vinte e sete entrevistas em profundidade com alunos, professores, pesquisadores e colaboradores para discutir com eles o conteúdo da cartilha. Depois da prototipação, a cartilha foi validada por eles e lançada na Congregação da FMUSP, em 2019. As figuras 11 e 12 ilustram a linguagem visual adotada, e a cartilha pode ser vista no link www.fm.usp.br/humanizacao/portal/cartilha-de-humanizacao.

Figura 12. Capa da Cartilha de Humanização FMUSP

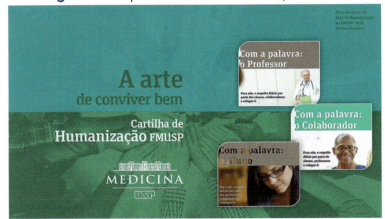

Cartilha de Humanização FMUSP – A arte de conviver bem.
Foto: NH.

Figura 13. Última página da Cartilha de Humanização FMUSP

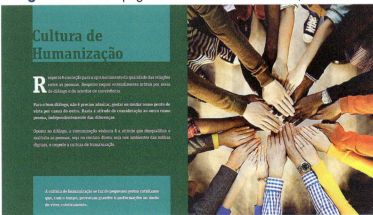

Cartilha de Humanização FMUSP – A arte de conviver bem.
Foto: NH.

O trabalho do Eixo Humanização mostrou-se mobilizador das pessoas em torno da construção da cultura de valores humanos para todos os humanos, independentemente de segmentações identitárias e ideológicas. A humanização na escola médica, em contraponto à cultura do individualismo – tão forte na nossa sociedade –, pouco a pouco vai construindo as condições para a atuação coletiva sinérgica e colaborativa. Contudo, a perenidade da cultura da humanização ainda é um desafio para o ambiente universitário.

Referências Bibliográficas

1. Genn JM. AMEE medical education guide no. 23 (part 2): curriculum, environment, climate, quality and change in medical education – a unifying perspective. Med Teach. 2001;23(5):445-54.

2. Rios IC, Schraiber LB. Humanização e Humanidades em Medicina: a formação médica na cultura contemporânea. São Paulo: Editora Unesp, 2012.

3. Maslach C., Leiter MP. Understanding the burnout experience: recent research and its implications for psychiatry. World Psychiatry. 2016;15(2): 103-11.

4. Giles S. The Most Important Leadership Competencies, According to Leaders Around the World. Harvard Business Review [Internet]. 2016. Disponível em: https://hbr.org/2016/03/the-most-important-leadership-competencies-according-to-leaders-around-the-world#:~:text=A%20leader%20with%20high%20ethical,is%20on%20the%20same%20page.

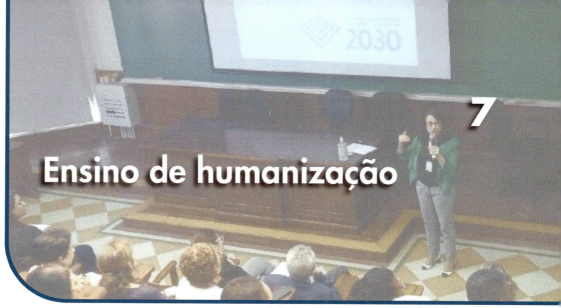

7 Ensino de humanização

Aula aberta de Humanização na Faculdade de Medicina.
Foto: NH.

- Graduação em medicina
- Residência multiprofissional
- Aprimoramento em humanização
- Ensino em serviço
- Educação popular

Um dos eixos de sustentação da cultura de humanização e de qualidade nos serviços de saúde é o desenvolvimento humano e profissional que, sob diversos pontos de vista, requer das pessoas a disposição de constantemente adquirir novos conhecimentos e de refletir criticamente sobre si mesmo, o outro e a vida em coletividade[1]. Por sua natureza, o ensino em humanização estimula o autoconhecimento e desenvolve a competência de se relacionar com o outro, influenciando positivamente as relações interpessoais, que se tornam mais fortalecidas, solidárias e resolutivas.

O ensino de humanização está fortemente articulado ao ensino de humanidades médicas, ou humanidades em saúde, contribuindo para o desenvolvimento das competências humanísticas. Na literatura internacional[2,3], define-se como competência humanística a combinação de conhecimentos, habilidades e atitudes que conferem recursos intelectuais, emocionais e comunicacionais para o profissional da saúde atuar de modo analítico, ético, eficaz na comunicação, respeitoso às diferenças entre as pessoas e empático. Estas, assim chamadas, cinco competências humanísticas paradigmáticas envolvem um repertório de aprendizagem que sofre variações de linguagens e culturas em cada país, mas que, de um modo geral, são aceitas como básicas para a boa atuação profissional. Por exemplo, algumas linhas teóricas dão mais ênfase ao desenvolvimento da inteligência emocional, outras à compreensão de fenômenos socioculturais, mas o ponto em comum do ensino nos diferentes contextos locais é desenvolver pessoas competentes para lidar com questões humanas e relacionais no cuidado à saúde.

Com essa visão, no Núcleo de Humanização, desenvolvemos linhas de ensino em humanização para alunos de graduação, de residência médica e multiprofissional, de pós-graduação senso lato; assim como para trabalhadores da área da saúde, e até mesmo para a população em geral que transita pelo HC. O Quadro 28 apresenta um resumo dos produtos para a educação em humanização criados no NH.

Quadro 28. Resumo analítico da produção do NH para o ensino humanístico em saúde

Situação problema	Proposta de ação	Método utilizado	Produto ou resultado	Inovação
Alunos de graduação identificam falta de temas da humanização em unidade curricular e solicitam inclusão temática	Inserir temas de humanização nas disciplinas de forma integrada com demais conteúdos	Integração curricular e metodologias ativas de ensino	Eixo Humanização nas disciplinas Discussão Integrada de Casos I e II do currículo obrigatório do Curso de Medicina	Integração da visão das ciências básicas, clínica médica e humanização nas discussões de caso clínico. Atividades práticas de humanização no primeiro ano de medicina.
Semana de recepção dos calouros de medicina sem conteúdos relevantes para a conscientização da profissão escolhida	Desenvolver uma atividade que provoque nos calouros a reflexão sobre o sentido da profissão médica	Planejamento educacional de atividade prática para alunos com pacientes internados nas enfermarias do HC	Atividade "Primeira lição: aprender com o paciente como ser um bom médico"	Já na primeira semana do curso médico, promover reflexões sobre o cuidado humanizado em uma atividade prática com pacientes
Falta de abordagem de temas da humanização nos programas de residência multiprofissional do HC	Inserir curso de humanização no currículo obrigatório da residência multiprofissional	Planejamento educacional	Curso "Humanização na área da saúde"	No HC, curso com carga horária de 50h, que aborda teoria e prática da humanização na residência multiprofissional
Inexistência de cursos sobre a gestão da humanização nos serviços de saúde	Elaboração de curso sobre teoria e prática desenvolvidas pelo NH, em versão adaptável para ensino presencial e à distância	Planejamento educacional, e design para educação à distância	Curso "Humanização na área da saúde: como fazemos no Hospital das Clínicas"	Primeiro curso de gestão da humanização em modo à distância.
Falta de conhecimento sobre humanização e acolhimento entre colaboradores de determinadas áreas	Desenvolver pessoas para o cuidado humanizado e o acolhimento	Metodologias ativas de ensino, utilizando arte como instrumento de sensibilização	Oficinas de humanização, intervenções artísticas em parceria com ONGs de voluntários	Modelo de atuação conjunta dos voluntários com a humanização no desenvolvimento de colaboradores para a humanização

(Continua)

7 • Ensino de humanização

(Continuação)

Situação problema	Proposta de ação	Método utilizado	Produto ou resultado	Inovação
Desconhecimento da população sobre o SUS e nele o papel do HC, levando a conflitos entre usuários e serviços	Promover educação das pessoas sobre SUS e serviços do HC	Comunicação urbana de abordagem pessoal	Projeto Educação Popular do HC	Abordagem das pessoas no entorno do HC para falar de SUS e serviços do HC

Fonte: adaptado da monografia do concurso de livre-docência de Rios IC, FMUSP, 2019.

7.1 Ensino de humanização na graduação médica

Eixo Humanização nas disciplinas Discussão Integrada de Casos 1 e 2 do curso de medicina da FMUSP

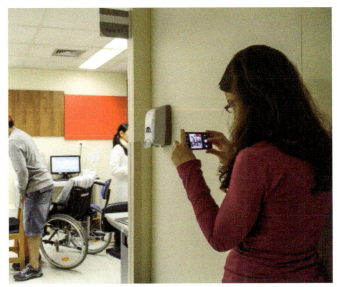

Módulo de Humanização em disciplina da graduação do Curso de Medicina.
Foto: Imagemagica.

Em 2016, no currículo obrigatório da graduação médica da FMUSP, inseriu-se a temática da humanização na Unidade Curricular 21 (UC21). A UC21 é um conjunto de disciplinas, entre elas as Discussão Integrada de Casos 1 e 2, que no primeiro e segundo ano aglutinam temas das áreas básica, clínica e humanização, tendo por fio condutor a discussão de caso clínico. A ideia de incluir a humanização na DIC 1 e 2 surgiu a partir de sugestões dos alunos, que identificaram a falta de tal dimensão na composição do "todo" básico-clínico abordado na UC21. O Eixo Humanização das DIC 1 e 2 acrescenta às discussões de casos conteúdos e práticas relativos ao repertório das competências humanísticas supracitadas.

No primeiro ano, o conteúdo programático versa sobre a Medicina Centrada no Paciente com ênfase nos aspectos psicossociais dos pacientes e familiares, a comunicação empática e efetiva, e os aspectos bioéticos referentes à autonomia, processo de consentimento e decisão compartilhada na relação médico e paciente. No segundo ano, o eixo trabalha a temática da humanização na atenção terciária no sistema brasileiro de saúde. O principal referencial teórico-prático é a produção técnica do Núcleo Técnico e Científico de Humanização (NH) e as ações de humanização do atendimento hospitalar desenvolvidas em diferentes cenários assistenciais do Hospital das Clínicas. O eixo conta com uma equipe de professores de humanidades formada por médicos que atuam em diversas especialidades médicas e desenvolvem assistência médica baseada em valores da humanização. Os métodos de ensino são centrados no aluno e colocam-no em contato com o paciente ou com a experiência assistencial hospitalar, tendo o Hospital das Clínicas, seus pacientes e profissionais como o grande e complexo cenário de constante aprendizado clínico e humano. Para isso, conta-se com a colaboração do Instituto de Medicina Física e Reabilitação (IMREA) e do Núcleo Técnico e Científico de Humanização (NH).

No primeiro ano, os alunos entrevistam pacientes seguindo um roteiro de anamnese psicossocial e de valores, sob a supervisão de médicos do IMREA. No segundo ano, eles entrevistam pacientes e médicos do HC, colhendo informações sobre sua experiência de atendimento ou de trabalho no SUS, também seguindo um roteiro pré-determinado. Com o material obtido nas entrevistas, os alunos preparam seminários, nos quais discute-se a humanização na relação médico e paciente e no SUS como sistema de saúde.

Observa-se que tanto a entrevista com pacientes, quanto com médicos, revela aos alunos realidades que até então desconheciam, que não estavam nos textos, e que os surpreendem em vários sentidos, tornando o aprendizado de humanização uma experiência viva e mais significativa.

Entre os temas considerados mais interessantes pelos alunos do primeiro ano estão comunicação e empatia. Para o segundo ano, o tema considerado mais interessante e ao mesmo tempo mais polêmico é o tema referente à alocação de recursos no SUS.

A avaliação geral da DIC1 na sua configuração completa, ou seja, o conjunto básico, clínico e humanístico levou os alunos a premiar a disciplina por oito anos consecutivos.

O caráter inovador das DIC 1 e 2 revela-se na conjugação de saberes interdisciplinares das áreas clínicas ancorados em saberes das humanidades médicas e humanização. A estratégia de adotar médicos com experiência clínica e humanística permitiu uma maior aproximação do aluno com o universo da prática médica e com os aspectos mais sutis e subjetivos da construção da identidade profissional. Com o mesmo propósito, também se revelou acertada a escolha por um conteúdo programático que dialoga diretamente com a clínica e a realidade prática do SUS orientadas pela humanização. A principal limitação das atividades do Eixo Humanização está no fato de que, apesar de importante para que os alunos entendam o SUS e a humanização hospitalar no nível terciário de atenção à saúde, são atividades que exigem logística complexa e o envolvimento de muitos profissionais do HC, o que, muitas vezes, dificulta sua utilização mais frequentemente como os próprios alunos gostariam, segundo seus relatos.

7 • Ensino de humanização 83

Primeiro encontro: aprender com os pacientes

Primeiro encontro: aprender com os pacientes.
Foto: NH.

A semana de recepção do aluno primeiranista de medicina é um tempo que deixa marcas na história de sua vida. Todo ano, a faculdade recebe a nova turma com entusiasmo e uma programação farta de palestras, atividades culturais e recreativas que tomam conta da semana de recepção.

Em 2016, o NH junto com o centro acadêmico da Faculdade de Medicina, desenhou uma proposta de atividade para os calouros, partindo da ideia de propiciar um encontro do calouro com o paciente do hospital, em uma atividade de ensino de humanização logo na sua entrada no curso médico. Nesse encontro, os alunos em duplas, perguntariam a um paciente internado que conselho ele lhes daria para que, ao final de seis anos de faculdade, se formassem bons médicos.

A metodologia foi elaborada em torno dessa ideia central que, embora simples, requer uma boa organização, atenta a muitos detalhes e envolvendo muitas pessoas e setores do hospital.

A preparação da atividade começa alguns dias antes do evento, quando a equipe do NH, com o apoio da equipe de enfermagem das áreas do hospital que participam do projeto, conversa com os pacientes, explicando-lhes a proposta e convidando-os a participar. Aos pacientes que aceitam o convite é apresentado um termo de consentimento livre e esclarecido com as garantias éticas previstas nos regulamentos legais. Nessa conversa, coleta-se dados básicos do paciente, tais como, nome, idade, procedência, profissão, enfermaria em que está internado. Os dados de cada paciente são enviados à dupla de alunos que irá conversar com ele. Com base nesses dados, os alunos podem ter uma ideia geral de com quem vão conversar, e também, se quiserem, podem trazer algum presente para o paciente – que sugerimos ser algo que o aluno considere simbolicamente relevante para ele, e que esteja em conformidade com as regras hospitalares. Em geral, os alunos trazem livros, revistas, poemas, brinquedos, ou mesmo objetos que para eles têm valor afetivo, como medalhas, cristais, talismãs.

A atividade toda se dá em uma tarde. No horário determinado, os alunos são recebidos pela equipe de humanização na porta do hospital e distribuídos em três subgrupos. Em sala de aula, assistem a uma breve explicação sobre como devem se comportar no ambiente hospitalar, como será a conversa com o paciente e como devem fazer a higiene das mãos. Nesse momento, ganham um pequeno frasco de álcool gel como cortesia. Ao final das explicações, são formados grupos de 8 ou 10 alunos, e estes são conduzidos para as enfermarias onde os pacientes estão à sua espera. Durante todo o percurso pelo hospital, e toda a conversa com os pacientes, alunos mais velhos, enfermeiros e a equipe do NH permanecem próximos aos calouros para auxiliá-los se necessário. A conversa com o paciente dura em torno de vinte minutos, ao fim dos quais, os alunos são reconduzidos para as salas de aula, e em grupo de vinte alunos participam de rodas de conversa sobre a experiência com os pacientes. A atividade como um todo dura em torno de duas horas.

Com o consentimento dos alunos, as rodas de conversa são registradas em caderno de campo e em fotos. O material registrado é transcrito de forma a manter o anonimato de alunos e pacientes. Na análise qualitativa dessas narrativas, pelo método temático seguimos duas linhas interpretativas, uma relativa ao que eles consideraram como um conselho marcante vindo dos pacientes, e outra relativa ao que sentiram e pensaram sobre a experiência do primeiro encontro com o paciente. O quadro 29 apresenta resumidamente as linhas e categorias analíticas.

Quadro 29. Análise qualitativa das narrativas dos alunos FMUSP de 2016 a 2020

Linha interpretativa	Categorias analíticas
Os conselhos dos pacientes	Prestar atenção para não cometer erros médicos Adquirir conhecimento técnico Praticar o acolhimento Reconhecer e manter a sua própria humanidade Considerar o protagonismo do paciente nos processos decisórios
As experiências dos alunos	Sentir-se identificado com o lugar social do médico Sentir-se identificado com aspectos da subjetividade do paciente Ter aprendizado significativo de humanização para a prática médica

Fonte: adaptado da monografia do concurso de livre-docência de Rios IC, FMUSP, 2019.

Ter um primeiro contato com pacientes em ambiente hospitalar, logo no ingresso ao curso médico, foi considerado pelos alunos como uma experiência marcante, surpreendente e reveladora. O depoimento de uma aluna expressa uma vivência compartilhada por muitos deles:

"O meu primeiro contato com um paciente foi uma experiência única e muito emocionante. Poder ouvir suas opiniões e ter uma conversa sobre coisas da vida me mostraram a importância do diálogo e, principalmente, de ter amor tanto aos pacientes quanto à profissão."

Essa atividade foi repetidamente considerada pelos calouros como a mais relevante da semana de recepção e só deixou de ser realizada durante os períodos de distanciamento social da pandemia de covid-19.

7.2 Residência multiprofissional

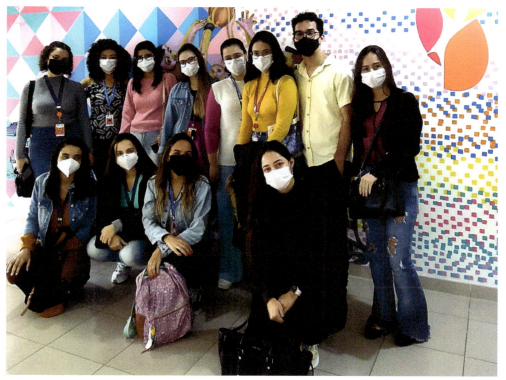

Visita de alunos da Residência Multiprofissional do HCFMUSP ao IMREA.
Foto: Instagram – IMREA.

Em 2021, a coordenação da Comissão de Residência Multiprofissional do HCFMUSP solicitou ao Núcleo de Humanização a criação de uma disciplina de humanização para compor o conteúdo programático da residência multiprofissional, considerando a importância de também junto aos residentes multiprofissionais desenvolver competências humanísticas para as práticas de saúde.

Elaboramos um curso de 50 horas dirigido aos residentes do primeiro ano com o objetivo geral de lhes apresentar conceitos e práticas de humanização hospitalar no contexto do nosso hospital.

Segundo os princípios adotados pelo NH para o ensino de humanização, a disciplina foi criada no modelo de ensino centrado no aluno, adotando-se metodologias educacionais ativas desenvolvidas em pequenos grupos. O conteúdo programático cobre os quatro principais conjuntos temáticos da humanização:

1. Cuidado centrado no paciente;
2. Humanização para o colaborador da área da saúde;
3. Acolhimento;
4. Gestão da humanização.

Ainda na vigência das restrições de contato do período da pandemia de covid-19, a disciplina precisou ser desenhada no formato de ensino à distância, síncrono e assíncrono. Para cada tema, oferecemos aos alunos um farto material didático preparado para o estudo remoto: textos e testes, videoaulas, vídeo-experiências de humanização. Além do estudo teórico, os alunos ainda contam com atividades práticas junto a pacientes e colaboradores, e participam de visitas monitoradas aos institutos onde podem observar presencialmente várias ações de humanização da Rede Humaniza FMUSPHC.

Nas atividades práticas, os residentes são orientados a coletar dados que são utilizados na preparação de seminários. Os residentes preparam e apresentam os seminários em grupos moderados por professoras de humanização da Rede Humaniza HCFMUSP. Nesses seminários, os conceitos estudados nos materiais didáticos digitais são discutidos à luz das vivências práticas dos alunos e das experiências das professoras no campo da humanização.

Além do curso curricular obrigatório, o PROAHSA (Programa de Estudos Avançados em Administração Hospitalar e de Sistemas de Saúde do Hospital das Clínicas) em parceria com o Núcleo de Humanização, na área de concentração de Gestão Hospitalar da Residência Multiprofissional, oferece aos residentes, opcionalmente, um estágio no Núcleo de Humanização. No estágio, durante seis semanas, os alunos mergulham no dia-a-dia do NH, aprofundando conhecimentos sobre a gestão de projetos de humanização e realizando atividades complementares da interdisciplinaridade administrativa e assistencial no campo da humanização. Na parte prática do ensino em serviço, sob supervisão de assistentes do NH e do PROAHSA, os residentes desenvolvem projetos de aprimoramento da gestão da humanização que apresentam ao final do período do estágio como requisito obrigatório de sua avaliação de desempenho.

7.3 Aprimoramento em humanização

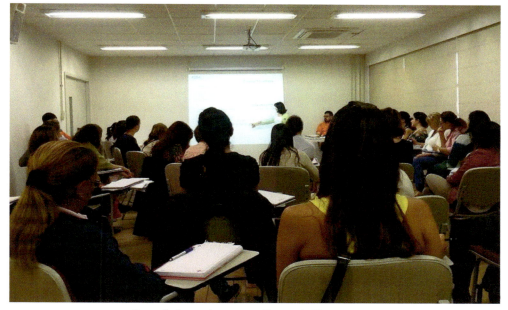

Curso de Especialização em Gestão da Humanização.
Foto: NH.

Desde o início do trabalho de desenvolvimento processual da humanização no HC e ainda hoje, observamos a necessidade de capacitar pessoas para atuar de forma mais tecnicamente amparada dentro das nossas diretrizes de gestão. Também nos chamou a atenção o crescente número de pessoas (que trabalham diretamente com humanização) interessado no método que adotamos para fazer a gestão da humanização e no nosso modelo de desenvolvimento da cultura de humanização.

Ao longo do tempo, recebemos pessoas do HC e de vários hospitais públicos e privados, vindas de diversas regiões de São Paulo e de outros estados, que nos visitam para conhecer nossa estrutura e metodologia. Diante dessa demanda, em parceria com a Escola de Educação Permanente do HCFMUSP, inicialmente desenvolvemos um curso híbrido (presencial e à distância) e, posteriormente, criamos um curso de ensino totalmente à distância para o aprimoramento da gestão da humanização em serviços de saúde dirigido a pessoas do próprio HC e a pessoas de outros serviços que nos procuram com essa expectativa de formação.

Os objetivos educacionais do curso (híbrido ou remoto) visam a disseminar o conhecimento de conceitos, práticas e técnicas da gestão da humanização segundo o modelo criado pelo NH e é oferecido a profissionais graduados nas áreas da saúde, administração e educação.

Anteriormente à pandemia de covid-19, na modalidade híbrida, a estratégia educacional adotada consistia em momentos presenciais de oito horas de duração, mensalmente aos sábados, e atividades de ensino à distância semanais. O curso era estruturado com metodologias educacionais que incluíam aulas expositivas, rodas de conversa, apresentação de experiências práticas, discussão de casos, jogos dramáticos, atividades lúdicas com arte, visitas técnicas, e exercícios práticos com instrumentos de gestão da humanização.

Em 2021, com a experiência adquirida em modelos de ensino à distância, criamos uma versão no formato de curso de extensão universitária em modo remoto assíncrono (curso EAD "Humanização na Saúde – Como fazemos no HCFMUSP": https://eephcfmusp.org.br/portal/online/curso/humanizacao-na-saude-como-fazemos-no-hcfmusp/).

Outros formatos mais reduzidos e em modelo de ensino *in company*, atendendo a objetivos específicos, são possíveis mediante consulta dos interessados junto ao Núcleo de Humanização. Nesses casos, primeiro realizamos um estudo diagnóstico de necessidades e expectativas do serviço, depois elaboramos um plano de ensino voltado particularmente para as metas acordadas. Desenvolvemos o plano e ao final elaboramos um relatório de finalização do processo como um todo.

7.4 Ensino em serviço: oficinas de humanização para colaboradores do HC

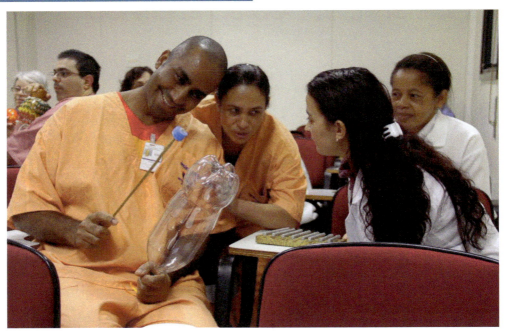

Oficinas de Humanização com a Associação Arte Despertar.
Foto: Associação Arte Despertar.

Desde 2013, o NH desenvolve várias atividades educacionais no Complexo. Os projetos propostos, quer sejam cursos, oficinas, palestras e demais ações educativas são definidas a partir da necessidade observada por gestores e trabalhadores no cotidiano de trabalho, buscando-se, dentro dos princípios da aprendizagem significativa, desenvolver ações educacionais que produzam sentido para todos os profissionais nelas envolvidos. As necessidades apontadas surgem por meio de rodas de conversas e reuniões nas quais se discutem problemas específicos e propostas de soluções, inclusive medidas educacionais para mudanças sustentáveis nos processos de trabalho. Em suma, cada projeto educacional é elaborado a partir de demandas e necessidades específicas e moldado especialmente para cada contexto, objetivo e pessoas.

Entre as estratégias educacionais utilizadas pelo NH, as oficinas de humanização têm lugar de destaque uma vez que as metodologias ativas de ensino são as mais indicadas para o desenvolvimento de competências emocionais, comunicacionais, éticas e relacionais – que, conforme já discutido anteriormente neste livro, compreendem os objetivos da humanização. As oficinas cobrem um vasto repertório temático do dia-a-dia do hospital e têm por público alvo os colaboradores de todas as áreas e categorias profissionais.

A maioria das ações são conduzidas pela equipe do NH, não obstante a realização de parcerias com outras equipes e particularmente com ONGs de voluntariado que utilizam a arte no desenvolvimento de pessoas. A experiência de trabalho com a ONG Arte Despertar, ao longo de anos de harmoniosa parceria, mostrou que a arte é um recurso especialmente importante para trabalhar temas de empatia, solidariedade, relacionamento entre as pessoas, proatividade, e reflexões acerca do comportamento humano em situações do cotidiano das práticas de saúde.

Entre o público mais frequentemente convidado a participar das oficinas de humanização, estão as equipes de recepção, equipes de saúde de áreas críticas (como os prontos socorros e UTIs), equipes de enfermagem das enfermarias, equipes multiprofissionais e trabalhadores da área administrativa.

Médicos e estudantes de medicina ainda constituem um público menos envolvido na temática geral da humanização, mas mostram-se particularmente interessados quando abordamos temas relativos a aspectos éticos e comunicacionais da relação médico e paciente, familiares ou acompanhantes. O método de discussão de casos e de situações difíceis tem sido o modo mais eficiente de desenvolver competências humanísticas junto a esse público.

7.5 Educação popular

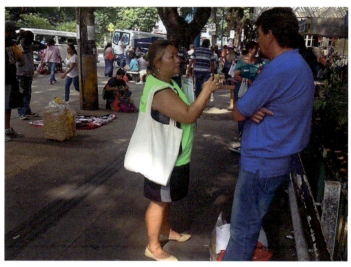

Assistente do NH em atuação no projeto Educação Popular.
Foto: NH.

Em 2015, no pronto-socorro do ICHC, foi implantado o modelo de atendimento referenciado proposto pela Rede de Urgência e Emergência do SUS, no qual o Hospital das Clínicas é tido como hospital de referenciamento de casos graves e de alta complexidade. Nesse modelo, não cabia mais ao HC o atendimento de demandas espontâneas de casos de baixa e média complexidade que podiam muito bem ser atendidos em outros serviços do SUS.

Como descrito em seção anterior deste livro, implantou-se, na porta do serviço de urgência e emergência do ICHC, uma equipe de acolhimento com avaliação de risco para analisar tecnicamente cada caso, classifica-lo segundo gravidade e indicar atendimento no HC somente para os casos graves, referenciando os demais para a rede SUS.

Embora tenha sido bem divulgada, a mudança não foi prontamente compreendida e aceita por parte da população que continuava procurando o HC, independentemente da gravidade da situação clínica e, mesmo sendo orientada sobre o referenciamento, não raramente, acabava desrespeitando a equipe de portaria e de acolhimento do pronto-socorro. As mudanças na gestão do acesso ao pronto-socorro do HC transformaram a sua porta em um palco de conflitos diários entre os colaboradores e a população.

Para lidar com o conflito, a equipe de gestão da Diretoria Clínica solicitou ao NH uma ação de humanização que melhorasse a comunicação do HC com a população que procurava o pronto-socorro.

Na avaliação da situação-problema, percebemos que, apesar da frustração das pessoas por não serem atendidas prontamente como queriam, boa parte do conflito era decorrente não da falta de informação sobre o pronto socorro do HC, mas da falta de informação sobre o funcionamento do SUS e da falta de envolvimento da população nessa lógica de atenção no sistema. Além deste, outro aspecto que dificultava a comunicação era que a população não estava recebendo informações suficientes sobre o funcionamento do pronto socorro antes de procurá-lo, mas sim no momento em que batia à sua porta.

Com esta análise de situação, desenhamos um projeto de comunicação urbana de rua que chamamos de Educação Popular. O objetivo do projeto era abordar ativamente as pessoas no entorno do HC e rapidamente lhes informar sobre os princípios de equidade do SUS, sua organização em níveis de complexidade tecnológica da atenção e a importância da colaboração de todos nós (população e trabalhadores da área da saúde) para o bom funcionamento do SUS. Nesse momento, também respondíamos às questões das pessoas sobre o SUS, seus serviços e inclusive meios pelos quais elas poderiam se manifestar, tais como as ouvidorias do HC, da Secretaria de Estado da Saúde e da Secretaria Municipal de Saúde de São Paulo.

Sob coordenação do NH, foi criada uma equipe de educação formada por colaboradores dos diversos institutos, indicados por suas chefias. Treinamos a equipe para a comunicação de rua e montamos uma escala de tal modo que, diariamente, durante um mês, dois colaboradores atuaram algumas horas pela manhã e à tarde na saída da Estação Clínicas do metrô na rua do HC e na frente do ICr e do InRad – locais em que há sempre um grande volume de pessoas circulando por diversos motivos, não necessariamente em busca de atendimento de pronto socorro.

Ao final da abordagem de cada pessoa, a equipe lhe apresentava um questionário de respostas rápidas para avaliar a relevância das informações dadas. Esses dados, eram então colocados em planilhas eletrônicas e analisados de forma descritiva.

Durante três semanas, entre julho e agosto de 2015, a equipe da Educação Popular, em um total de duzentas e noventa e nove horas de trabalho de rua, informou duas mil novecentas e quarenta e uma pessoas sobre o funcionamento do SUS e do Complexo do Hospital das Clínicas, e respondeu-lhes as dúvidas sobre o sistema de saúde. As notas dadas pela população e atribuídas à importância da informação recebida podem ser observadas na Figura 14.

Figura 14. Número de pessoas que atribuíram notas de 1 a 10 para a importância da informação recebida no Projeto Educação Popular em 13/07/15 a 28/08/15. n = 2.941

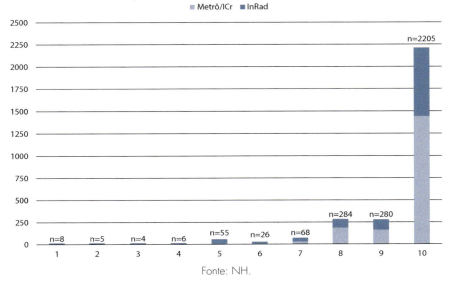

Fonte: NH.

Após essa intervenção, os funcionários perceberam melhora na relação com os usuários na porta do pronto-socorro, mostrando que o modelo de comunicação com a população foi satisfatório. Entretanto, como esperado, de tempos em tempos, é necessário que a ação se repita.

Ações do projeto Educação Popular do Núcleo de Humanização têm sido realizadas periodicamente para informar a população sobre diferentes temas, como mudanças na farmácia do HC, vacinação de febre amarela, mudança do pronto-socorro da otorrinolaringologia, uso de máscaras no transporte público durante a pandemia de covid-19, etc.

A principal limitação do modelo é a pouca disponibilidade de pessoas para montar a equipe de comunicação urbana, uma vez que são trabalhadores que deixam suas atividades habituais e utilizam horas de trabalho para o projeto. Mesmo assim, os resultados compensam o investimento, principalmente se considerarmos que estamos contribuindo para melhorar a conscientização da população sobre o SUS e, nele, o papel de cada um.

7.6 Cultura e extensão em humanização

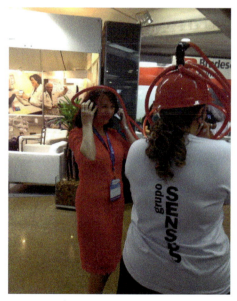

Intervenções de arte no Congresso de Humanização
Foto: NH.

As atividades de extensão universitária constituem um importante modo de interação da universidade com a sociedade, que resulta na produção de bens e serviços de natureza intelectual, técnica, tecnológica ou artística. Em outras palavras, também podemos dizer que a extensão universitária é o processo educativo, cultural e científico que articula saberes produzidos na sociedade e na universidade de forma a reciprocamente se beneficiarem com trocas de conhecimento, experiências e práticas diversas e por vezes complementares[8]. Neste sentido, entende-se como do campo da cultura e extensão ações plurais que conjugam saberes e práticas populares, acadêmicas, científicas e artísticas, voltadas a objetivos sociais comuns.

Na área da saúde, e particularmente no campo da humanização, a ligação entre ciência, arte e cultura cria a perspectiva de se pensar a extensão universitária como ação conjunta da sociedade e do hospital para a produção de experiências alternativas de cuidado, de ensino, e de produção de conhecimentos.

Especificamente no que se refere à inserção da arte nos serviços de assistência à saúde, considera-se que as atividades lúdicas amenizam a tensão no ambiente de trabalho e vão mais além, constituindo-se em eficiente recurso para o cultivo da sensibilidade das pessoas e do refinamento sensorial para a percepção de uns aos outros, e o desenvolvimento de compaixão e empatia para a boa comunicação em saúde[9].

Ademais, especialmente em um hospital de casos graves como o HC, o processo de hospitalização é frequentemente vivenciado como um momento de dor, de interrupção do fluxo dos planos de vida, de perdas de vários tipos, e de incertezas, que pesam na experiência assistencial. Esse tônus emocional do ambiente hospitalar pode ser enfrentado e elaborado psiquicamente por meio de ações lúdicas, de arte, de cultura e de acolhimento, enquanto recursos que colocam cada um de nós, pacientes ou trabalhadores, em contato com nossos sentimentos, possibilitando novas formas de expressão e de reflexão sobre o adoecer e o cuidar. Arte e acolhimento facilitam encontros, muitas vezes, encontros consigo mesmo, deslocando o foco da doença e ampliando o campo de visão que promove o fortalecimento psíquico para o enfrentamento da hospitalização. Também favorece a comunicação, a interatividade e a sensibilização para o contato mais subjetivo com a realidade do outro.

A conjugação de ações de ciência, arte e cultura a favor do cuidado humanizado pode ser observada em dois principais projetos de extensão universitária desenvolvidos pelo NH: o projeto Arte e Cultura, e o Congresso Internacional de Humanidades e Humanização da FMUSP (quadro 30).

Quadro 30. Resumo de dois projetos de cultura e extensão do Núcleo de Humanização

Situação problema	Proposta de ação	Método utilizado	Produto ou resultado	Inovação
O ambiente hospitalar, pela natureza do trabalho, tem poucos espaços de alívio de tensão e de distração lúdica	Facilitar e otimizar as ações de arte realizadas por grupos de voluntariado, adequando-as a objetivos terapêuticos	Identificação de áreas do hospital e temas artísticos afins. Adequação das intervenções artísticas ao cuidado.	Projeto Arte e Cultura, envolvendo as ONGs Arte Despertar, ImageMagica e Canto Cidadão. Criação da biblioteca solidária do HC	Inserção de arte no hospital de forma alinhada ao cuidado praticado em cada área
Falta de informação sobre humanização e ensino humanístico	Divulgar amplamente o tema em uma perspectiva acadêmica, promovendo visibilidade institucional e debates sobre a humanização	Organização de evento de grande porte envolvendo a FMUSP e o HC	Congresso Internacional de Humanidades e Humanização em Saúde	Congresso internacional integrando FMUSP e HC na temática humanística

Fonte: adaptado da monografia do concurso de livre-docência de Rios IC, FMUSP, 2019.

Projeto Arte e Cultura

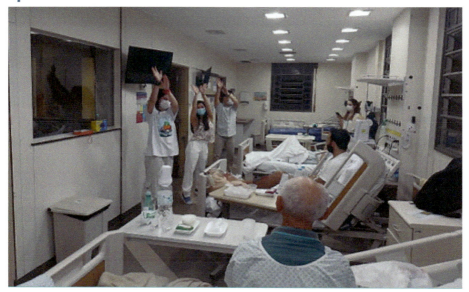

Projeto Dança de Hospital pelo grupo Med Dança.
Foto: NH.

O projeto Arte e Cultura foi criado em 2013, tendo duas frentes de atuação principais, planejadas a partir de diferentes demandas.

Primeiramente, em 2013, no Prédio da Administração do HC (PA), foi criada a biblioteca solidária chamada Biblioteca PA Cultural. Esta surgiu após uma enquete realizada junto aos funcionários do PA para saber dentre uma lista de 10 opções de ações de humanização voltadas aos colaboradores quais eles teriam preferência. Surpreendentemente, a primeira escolha foi por uma biblioteca. Criamos então uma biblioteca com um modelo de autogestão: seu acervo foi feito com livros doados pelos próprios funcionários, e as ações de retirada e devolução eram realizadas por eles mediante um controle executado também por eles mesmos. A supervisão da biblioteca era realizada pelo Núcleo de Humanização.

Pouco tempo depois de implantada, a biblioteca solidária mostrou-se uma proposta simples e valorizada pelos colaboradores. Esse bom resultado justificou a implantação de bibliotecas solidárias também no ICHC e na farmácia do HC para os pacientes.

Até 2020, o projeto de bibliotecas solidárias já havia recebido por volta de 6.000 livros e revistas em doações. A maioria dos colaboradores devolve os livros que empresta sem que tenhamos que realizar qualquer controle. O mesmo não ocorre entre os usuários da farmácia. Em 2017, o projeto ganhou um espaço no terceiro andar do PA, onde foi criada uma pequena sala de leitura para os colaboradores do Complexo, aos cuidados do NH.

A segunda linha de trabalho do projeto Arte e Cultura, surgiu em 2014, a partir da procura espontânea de grupos de voluntários que desejavam trabalhar em projetos do NH. A parceria entre humanização e trabalho de voluntários é histórica, assim como a presença de voluntários no HC, há anos atuando em diversas áreas e em diferentes atividades colaborativas.

Percebemos nessa oferta uma boa oportunidade de inserir atividades de música, fotografia, teatro, poesia e dança de forma harmoniosa nas ações de cuidado aos pacientes, e em ações de humanização para colaboradores e alunos. Inicialmente analisamos os projetos desses grupos e os submetemos ao Núcleo de Direito do HC para a aprovação legal. Depois, realizamos um estudo dos locais mais apropriados para as atividades de acordo com as características de pacientes e equipes, em conjunção aos propósitos assistenciais e da intervenção artística. A partir desse estudo, articulamos a parceria dos grupos de voluntariado com as equipes de saúde conforme as harmonizações planejadas, e monitoramos seu desenvolvimento.

Ao longo de seis anos – de 2014 a 2020 – mais de 25.000 pessoas, entre pacientes, colaboradores e alunos de graduação e de residência, participaram de performances artísticas realizadas no conjunto de ações do projeto Arte e Cultura.

Congresso Internacional de Humanidades e Humanização em Saúde

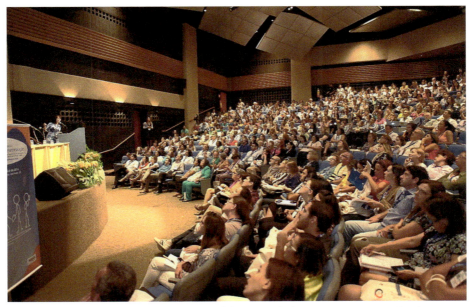

Conferência no Congresso Internacional de Humanidades e Humanização em Saúde.
Foto: NH.

Em 2014, quando da realização dos eventos de comemoração dos setenta anos do Hospital das Clínicas, o Núcleo de Humanização propôs a realização de um congresso com o objetivo de dar visibilidade e legitimidade ao tema da humanização e das humanidades por meio de divulgação e promoção de debates sobre esses temas na assistência e na formação de profissionais na área da saúde.

O público alvo constituiu-se de profissionais e estudantes da área da saúde, professores, gestores de serviços de saúde e pessoas interessadas na temática do evento.

Foram criadas quatro comissões de desenvolvimento do congresso: comissão organizadora, comissão científica, comissão da Rede Humaniza FMUSPHC, e comissão de arte e cultura, envolvendo quarenta e três pessoas da faculdade, do hospital e convidadas de outras instituições, ligadas ao ensino, pesquisa, assistência, extensão, humanização e arte.

A programação foi elaborada para dois dias de congresso, com atividades que se aglutinavam em torno de dois eixos temáticos: humanização nos serviços de saúde e ensino de humanidades e humanização. No desenho metodológico das atividades, em cada mesa redonda e de acordo com a temática abordada, colocamos um palestrante trazendo a visão da experiência de trabalho nos serviços de saúde ou de educação, um palestrante com a visão do conhecimento acadêmico ou científico, e um palestrante com a visão artística ou com a liberdade de realizar uma intervenção artística durante seu tempo de apresentação na mesa redonda.

O congresso ocorreu nos dias 31/03 e 01/04 de 2014, no Centro de Convenções Rebouças do HC. A circulação total de público nos dois dias do evento somou mil duzentas e vinte e nove pessoas, sendo mil e trinta e um congressistas. Do total de congressistas, setecentos e cinquenta e nove, ou setenta e quatro por cento, eram oriundos do estado de São Paulo, os demais duzentos e setenta e dois, ou vinte e seis por cento, vieram de outros estados.

No total, foram recebidos quinhentos e noventa e sete trabalhos pelo sistema eletrônico de submissão de resumos, dos quais quinhentos e quatro foram admitidos como válidos segundo as regras adotadas. A figura 15 exibe a distribuição dos trabalhos por eixo temático.

Figura 15. Distribuição dos trabalhos válidos do Congresso Internacional de Humanidades e Humanização em Saúde, por eixo, em números relativos. n = 504

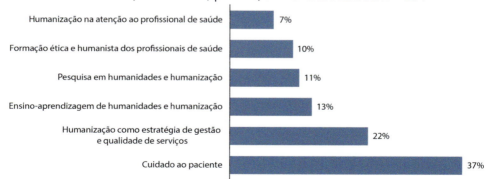

Fonte: NH.

A realização do congresso exigiu uma grande mobilização institucional, envolvendo a participação de muitos colaboradores e apoio financeiro. Pelo empreendimento que representou e pela participação das pessoas, acreditamos que conseguimos alcançar o objetivo de promover um evento de impacto institucional para o reconhecimento da humanização como campo de conhecimento bem fundamentado teoricamente e de práticas consistentes do ponto técnico e metodológico.

Referências Bibliográficas

1. Rios IC, Schraiber LB. Humanização e Humanidades em Medicina: a formação médica na cultura contemporânea. São Paulo: Editora Unesp, 2012.
2. Singh S, Singh N, Dhaliwal, U. Promoting competence in undergraduate medical students through the humanities: The ABCDE Paradigm. Research and Humanities in Medical Education. 2015; 2:28-36.
3. Singh S, Singh N, Dhaliwal, U. Developing Humanistic Competencies Within the Competency-Based Curriculum. Indian Pediatrics. 2020; 5(11).
4. Rios IC. The contemporary culture in medical school and its influence on training doctors in ethics and humanistic attitude to the clinical practice. International Journal of Ethics Education. 2013; 1: 1-10.
5. Rios IC. Patient perspective on the good doctor. Medical Education. 2019; 53: 1147-8.
6. Rios IC. Humanidades Médicas como Campo de Conhecimento em Medicina. Rev. Bras. Educ. Med. (Impresso). 2016; 40: 21-9.
7. Rios IC. Virtual interviews between medical students and in-patients during COVID-19 pandemic. Medical Education. 2021; 2: 4503.
8. Mori RC. Communicating Knowledge to (Re)Produce It: The Motto of University Extension. Revista de Cultura e Extensão USP. 2017; 17: 83.
9. Lisboa AB, Ciccone MR, Kadekaru M, Rios IC. Humanistic training in Medicine through dancing in the hospital: students' perceptions. Rev. Bras. Educ. Med. (Impresso). 2021; 45: 1-10.

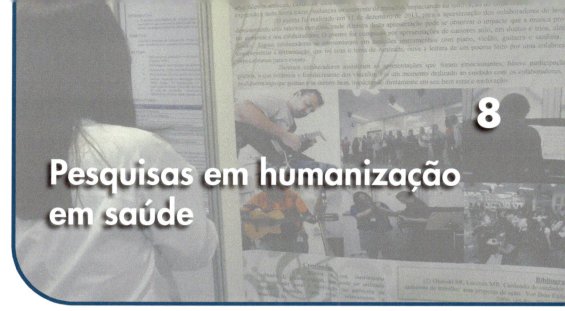

Congresso de Humanização.
Foto: NH.

8 Pesquisas em humanização em saúde

O Hospital das Clínicas foi criado como instituto de assistência, ensino e pesquisa, tornando-se um complexo hospitalar cujos alicerces estão fortemente ancorados nessa missão social. Com essa base histórica, o Núcleo de Humanização foi concebido como uma instância desenvolvedora de projetos assistenciais, educacionais e de pesquisas operacionais e acadêmicas em duas linhas de pesquisa:

1. Humanização das práticas de saúde;
2. Humanidades e humanização na educação médica e em saúde.

A maioria dos projetos de humanização do NH está associada a alguma investigação na forma de pesquisa aplicada, utilizando-se de métodos mistos de estudo – investigação que combina métodos quantitativos e qualitativos em um mesmo estudo[1,2]. Essa modelagem é indicada quando já se tem algum conhecimento estabelecido sobre o objeto de estudo, por exemplo, teorias e hipóteses claras que orientam mensurações adequadas de algumas variáveis bem definidas, e ao mesmo tempo lacunas de conhecimento relativamente a aspectos mais subjetivos que constituem variáveis importantes do fenômeno em questão e que podem ser melhor investigadas por meio da abordagem qualitativa. Sob uma perspectiva quantitativa e qualitativa, busca-se captar simultaneamente diferentes aspectos da mesma realidade estudada, tanto em suas dimensões de extensão quanto de profundidade, revelando a interdependência dos fatos e fenômenos em uma visão de conjunto.

No Quadro 31, apresentamos a lista das pesquisas em serviço desenvolvidas ao longo desses dez anos.

Quadro 31. Pesquisas aplicadas com finalidade de implementação de serviços

1. Mapeamento de ações de humanização
2. Avaliação da cultura de humanização
3. Desfechos do acolhimento com avaliação de risco no PS ICHC
4. Avaliação dos encontros do Programa Acolher HC nas enfermarias e ambulatórios do HC
5. Avaliação da proposta de Núcleos de Apoio à Saúde da Família na visão de profissionais da Atenção Primária
6. Avaliação da experiência do paciente com a humanização no HC
7. Avaliação do Programa de Residência Médica em Cirurgia Geral do HC
8. Avaliação da qualidade da informação no trabalho de educação popular
9. Estresse ocupacional e *burnout* na Equipe de Enfermagem do PC ICHC e do InCor
10. Estresse ocupacional e *burnout* na Equipe SOS Acolhe do PC ICHC
11. Avaliação da qualidade comunicacional da Equipe SOS Acolhe do PC ICHC
12. Avaliação do Programa de Visita Remota no HCFMUSP
13. Avaliação do Programa de Acolhimento de Familiares no Óbito de Pacientes

Fonte: adaptado da monografia do concurso de livre-docência de Rios IC, FMUSP, 2019.

As pesquisas acadêmicas concentram projetos que agrupam alunos de iniciação científica do curso de graduação em medicina, ou alunos de especialização já graduados (Quadro 32).

Quadro 32. Pesquisas acadêmicas desenvolvidas dentro das linhas de pesquisa do NH

1. Humanização nos cenários de ensino-aprendizagem pelo olhar dos alunos
2. Empatia em alunos de medicina
3. Ensino de competências humanísticas na enfermagem
4. Dança em hospital para a assistência e ensino humanizados
5. Humanização em enfermaria de obstetrícia
6. Avaliação da formação em humanização no curso médico
7. Acolhimento de pacientes odontológicos
8. Empatia na humanização da assistência de enfermagem ambulatorial
9. Atendimento humanizado em fisioterapia para idosos internados
10. Percepção de usuários de pronto-socorro sobre comunicação e acolhimento
11. Comunicação institucional e gestão da humanização
12. Código de conduta ética na gestão hospitalar e *compliance*
13. Avaliação de equipes odontológicas para humanização
14. Avaliação do Programa Cuidar de Todos com Humanização na pandemia de 2020

Fonte: adaptado da monografia do concurso de livre-docência de Rios IC, FMUSP, 2019

Pesquisas em humanização propriamente dita ainda são relativamente escassas quando comparadas com outros temas na área da saúde. Em uma análise bibliométrica publicada em 2018, os autores investigaram a quantidade de artigos indexados na base SCOPUS no período de 1970 a 2017, utilizando os descritores *humanization of assistance, humanization, nursing, prenatal care, primary health care, qualitative research, nursing care, institutional support, humanization of care, Ethics*[3]. Apenas oitocentos e cinquenta e cinco (855) artigos foram encontrados, abordando a humanização como objeto de pesquisa. O número máximo de artigos ocorreu entre o período dos anos 2000 a 2010 e a partir de então tem diminuído. Utilizando os descritores *humanization of healthcare, humanization of the assistance*, e humanização da assistência, no período de 2000 a 2019, encontramos dois mil quatrocentos e trinta e nove (2.439) artigos na base PUBMED, mil setecentos e setenta e três (1.773) na LILACS, e seiscentos e vinte e nove (629) na base SCIELO. Ou seja, em um período de quase vinte anos, o número total de artigos de humanização não soma mais de seis mil publicações em importantes bases de dados da área da saúde. Esses dados sugerem que pesquisar e publicar especificamente em humanização ainda é um desafio.

Do ponto de vista qualitativo, a situação da pesquisa em humanização não é menos desafiadora frente ao que se observa do ponto de vista quantitativo; contudo, nesse quesito, é importante discutir um pouco sobre seus aspectos metodológicos.

A vasta maioria dos estudos realizados no âmbito da pós-graduação e das publicações cujo tema é a humanização são estudos referidos como do tipo qualitativo. Em parte, essa escolha metodológica se explica pelo fato de que, frequentemente, esses estudos investigam fenômenos da experiência do humano, da experiência subjetiva do viver, ou da intersubjetividade (por exemplo, estudos sobre as percepções das pessoas sobre o processo saúde-doença-cuidado). Vários dos objetos de estudo no campo da humanização se apresentam como fenômenos abstratos (histórico, social, cultural ou psicológico) que, ao serem reduzidos de sua complexidade para fins de mensurações, perdem muitas de suas principais características. Assim sendo e tomando por referência os autores clássicos[4,5,6] da pesquisa qualitativa em saúde e nas ciências humanas e humanidades, a modelagem qualitativa das pesquisas em humanização seria mais adequada porque se aplica ao estudo de dimensões da realidade para além do que pode ser quantificado, buscando a abordagem simbólica de seus objetos em sua natureza.

Para dar conta de seus particulares objetos de estudo, a metodologia qualitativa de pesquisa se constitui de teorias, técnicas e instrumentos que permitem a compreensão de significados, motivos, crenças, valores e atitudes dos seres humanos em diferentes situações da vida. A aproximação junto à realidade desses fenômenos se dá de modo mais livre, procurando-se nela interferir o menos possível. A atuação do pesquisador se dá dentro de enquadres flexíveis e com procedimentos ajustáveis que permitem aprofundar a investigação e a exploração dos fenômenos, com o que ele pode vir a descobrir elementos que subsidiem novos conhecimentos no seu campo de estudo.

Também a seleção da amostra na pesquisa qualitativa se orienta por fundamentos diversos aos da pesquisa quantitativa. Os sujeitos da pesquisa qualitativa são escolhidos por atributos qualitativos, ou seja, sujeitos escolhidos de forma intencional, considerados informantes-chave da população em estudo. São pessoas reconhecidas por se comunicarem bem e apresentar disposição e vontade de refletir, questionar e elaborar respostas sobre a temática da pesquisa junto ao pesquisador em um grupo focal ou em uma entrevista em profundidade, por exemplo. O número de sujeitos é estimado por conveniência, quando do planejamento da pesquisa e, posteriormente, redefinido a medida em que a experiência do campo investigativo for se consolidando. Ou seja, estima-se um número amostral a partir de dados de literatura e da capacidade operacional do pesquisador, mas o número final de sujeitos da amostra poderá ser determinado pela qualidade das respostas obtidas e dos achados durante o percurso da pesquisa, resultando menor ou maior do que o número estimado incialmente.

A produção e a análise de dados qualitativos encerram particularidades que as diferenciam radicalmente da coleta e análise de dados quantitativa. O dado empírico qualitativo é obtido da interação do pesquisador com o sujeito da pesquisa dentro dos limites definidos no método. Para que esses dados ou evidências sejam relevantes, o pesquisador de campo deve estar capacitado a estabelecer uma boa relação com o sujeito da pesquisa e de conduzir uma conversa na qual as perguntas provocam memórias, ideias, concepções e reflexões que resultam em um material empírico com densidade narrativa. A relação com o entrevistado terá de ser construída pelo pesquisador com base na confiança, no respeito, na abstenção de julgamento moral e por atitude que revele legítimo interesse pela narrativa que lhe está sendo confidenciada. Os dados assim produzidos serão submetidos a análises interpretativas que podem ser de vários tipos a depender da linha teórica e conceitual adotada pelo pesquisador. São exemplos de tipos mais frequentes de análises qualitativas as de conteúdo, hermenêutica, temática. Embora haja *softwares* para análises qualitativas, a boa qualidade da análise exige do pesquisador o empenho em leituras repetidas do material empírico até a impregnação, depois da qual ele identifica termos, ideias e construções de pensamento previstos e emergentes, assim como as relações entre eles. Esses achados vão servir para a criação de códigos (temas identificados como unidades de sentido) para as suas identificações no conjunto do material empírico por meio eletrônico, ou para as blocagens temáticas em uma análise nos moldes clássicos e, destas, a organização das categorias analíticas do estudo. Sobre o material assim trabalhado, são finalmente elaboradas novas interpretações e construções de significados para os achados empíricos em diálogo com a literatura de base.

A validação da pesquisa qualitativa se baseia no rigor de planejamento e execução que lhe confere coerência entre objetivos, metodologia e resultados. Um procedimento metodológico adicional e bastante recomendado para aumentar a confiabilidade e o rigor científico à pesquisa qualitativa é a triangulação[7]. Nesta, preconiza-se um desenho metodológico que inclua a utilização de diferentes teorias, técnicas de produção de dados, investigadores e conjugação dos dados empíricos, com o intuito de aproximar, confirmar, complementar ou confrontar dados.

O processo todo da pesquisa qualitativa tem sólidos fundamentos epistemológicos, entretanto, durante muito tempo, na área da saúde, ela foi mal vista pois não atenderia suficientemente a determinados critérios do método científico das ciências básicas e clínicas da saúde, tais como, distanciamento do pesquisador sobre o objeto de estudo, objetividade que permite a reprodutibilidade do estudo por qualquer pesquisador, mensuração de relações de causa e efeito, de interferências ou de correlações entre os fenômenos, estabelecimento de padrões por meio de análises estatísticas ou modelagens matemáticas.

A pesquisa qualitativa se desenvolve mediante a interação do pesquisador com seu objeto de estudo, o que, enquanto característica intrínseca ao método, não se constitui em viés, mas requer diligência. Ao se realizar por meio de técnicas muito dependentes da pessoa do pesquisador – habilidades comunicacionais, empatia, capacidade de conduzir trabalho em grupo, bom conhecimento do tema em estudo, pensamento crítico e reflexivo, além de rigorosa conduta ética e de autoconhecimento para sustentar o descolamento de seus interesses particulares na condução do estudo – a pesquisa qualitativa levanta suspeitas sobre a validade de seus resultados. Não bastasse essa desconfiança, soma-se o fato de que, na área da saúde, ainda há poucos pesquisadores com conhecimento adequado de seus fundamentos e experiência no uso de suas técnicas.

Desta feita, a confiabilidade dos estudos qualitativos tem sido colocada em questionamento justamente pela fragilidade dos desenhos metodológicos, inexperiência de pesquisadores e fraqueza dos meios de controle da produção de dados e das análises interpretativas[8]. Não sem razão... A profusão de estudos qualitativos de baixa ou nenhuma qualidade na área da saúde é um fato observável, principalmente em relação a temas polêmicos fortemente vinculados a determinadas visões políticas e ideológicas.

Um fenômeno sociocultural dos nossos tempos é o investimento em estudos e artigos engendrados – inclusive dentro de universidades – cujos resultados atendem às expectativas ideológicas e visões de mundo de seus pesquisadores, estudiosos e determinados setores da sociedade. Nas ciências sociais e humanas da saúde não tem sido muito diferente. Em 2015, professoras bastante bem-conceituadas e respeitadas no campo das pesquisas qualitativas em saúde no Brasil publicaram um estudo em que verificavam a qualidade da produção no campo[9]. Trinta e cinco por cento dos artigos verificados em vinte e oito periódicos foram considerados inconsistentes. Os principais problemas observados pelas autoras foram de natureza teórica e metodológica, levando a conclusões não confiáveis ou, na melhor das hipóteses, conclusões de baixo valor heurístico, não indo além do senso comum. Entretanto, mesmo nos casos mais inócuos, há que se perguntar qual a justificativa ética para a realização do estudo, principalmente em instituições públicas pagas com o dinheiro público. A fragilidade desses estudos também se revelou na falta de explicitação das competências dos pesquisadores e sobre sua linha teórica de pensamento acadêmico na investigação uma vez que, como supracitado neste texto, se trata de aspecto essencial e particular da metodologia qualitativa, tão importante quanto explicitar os conflitos de interesse. Ou seja, segundo as autoras, a fraqueza dos trabalhos revelou o desconhecimento da metodologia qualitativa que, aparentemente parece ser muito simples, mas que, na prática, para a produção de boas pesquisas é fortemente dependente de pesquisadores experientes e qualificados em matéria científica e ética. Na carência de pesquisadores suficientemente habilitados, os produtos finais desses estudos pseudocientíficos avolumam trabalhos feitos de qualquer jeito, sem qualquer serventia para o avanço do conhecimento na área, mas que, entretanto, engordam a conta da produtividade acadêmica e atendem a interesses particulares.

Por outro lado, as pesquisas qualitativas bem conduzidas cumprem um papel importantíssimo na produção de conhecimento no campo da humanização. De acordo com o rigor que se espera nos estudos científicos, a escolha do método de estudo é uma questão técnica e ética. A metodologia da pesquisa deve ser adequada ao objeto para que, dentro de seus limites, se produza achados fidedignos. Tanto a quantificação do que não é mensurável quanto a interpretação subjetiva de dados obtidos inadequadamente produzem resultados não confiáveis e representam uma inaceitável desonestidade intelectual.

Isto posto, entendemos que o desenvolvimento da pesquisa no campo da humanização requer o enfrentamento dessas questões e esforços para a sua legitimação e ampliação de horizontes. É o que temos tentado fazer no Núcleo de Humanização do HCFMUSP.

Referências Bibliográficas

1. Tariq S, Woodman J. Using mixed methods in health research. J R Soc Med Sh Rep 2010; 0: 1-8.
2. Briceño-Leon R. Quatro modelos de integração de técnicas qualitativas e quantitativas de investigação nas ciências sociais. In: Goldenberg P, Marsiglia RMG, Gomes MHA. O Clássico e o Novo: tendências, objetos e abordagens em ciências sociais e saúde [online]. Rio de Janeiro: Editora Fiocruz, 2003.
3. Terra TAM, et al. A importância da humanização para a formação médica através de uma análise bibliométrica. Acta Biomedica Brasiliensia. 2018; 9(2).
4. Deslandes SF, Cruz Neto OG. R. Pesquisa Social: teoria, método e criatividade. Rio de Janeiro: Ed. Petrópolis, 2015.
5. Denzim N, Lincoln Y. Hand book of qualitative research. London: Sage Publications, 1994.
6. Patton MQ. Qualitative Research & Evaluation Methods: Integrating Theory and Practice. SAGE Publications. Kindle Edition.
7. Santos KS, Ribeiro MC, Queiroga DEU, Silva IAP, Ferreira SMS. O uso de triangulação múltipla como estratégia de validação em um estudo qualitative. Ciênc. saúde coletiva. 2020; 25 (2).
8. Auspurg K, Bruder J. Has the Credibility of the Social Sciences Been Credibly Destroyed? Reanalyzing the "Many Analysts, One Data Set" Project. Socius: Sociological Research for a Dynamic World; 2021; 7: 1-14.
9. Taquette SR, Minayo MCS. Análise de estudos qualitativos conduzidos por médicos publicados em periódicos científicos brasileiros entre 2004 e 2013. Physis Revista de Saúde Coletiva. 2016; 26 (2): 417-34, 2016.

Parte 2
A Rede Humaniza FMUSPHC

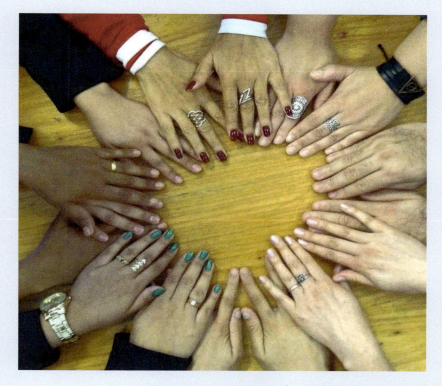

Programa Saúde e Cultura no Instituto do Coração.
Foto: NH e ImageMagica.

A Rede Humaniza FMUSPHC é uma rede colaborativa criada com base em princípios da teoria da inteligência coletiva que, operando em espaço presencial ou à distância, propicia trocas de experiências entre os grupos que dela participam e a realização de tarefas orientadas por objetivos comuns.

Antes dela, cada instituto do HC tinha pessoas que desenvolviam ações relacionadas à humanização, organizadamente ou não, mas sem orquestração sistêmica. O projeto da Rede foi elaborado em 2009, propondo a criação de Grupos de Trabalho de Humanização (GTHs) nos institutos, articulados a uma Comissão de Humanização centrada na Diretoria Clínica do HC. As instâncias da gestão superior do HC aprovaram o projeto que foi então apresentado, individualmente, para cada um dos diretores dos institutos. Os coordenadores dos GTHs foram indicados por esses diretores e, posteriormente, capacitados para a metodologia de gestão da humanização definida no projeto da Rede.

A Rede foi implementada em 2010 como um dispositivo organizacional ligado à Diretoria Clínica e à Superintendência do Hospital das Clínicas, inicialmente pela Comissão de Humanização e, a partir de 2012, pelo Núcleo de Humanização (NH). A Rede Humaniza FMUSPHC é formada por:

1. Uma instância de coordenação: o Núcleo de Humanização.
2. Doze Grupos de Trabalho de Humanização: Centro de Saúde Escola Samuel B. Pessoa (CSEB), Hospital Auxiliar de Suzano (HAS), Hospital Universitário da Universidade de São Paulo (HU USP), Instituto Central (ICHC), Instituto da Criança e do Adolescente (ICr), Instituto de Medicina Física e Reabilitação/Rede Lucy Montoro (IMREA/RRLM), Instituto de Ortopedia e Traumatologia (IOT), Instituto de Psiquiatria (IPq), Instituto de Radiologia (InRad), Instituto do Câncer do Estado de São Paulo (ICESP), Instituto do Coração (InCor) e LIMs (Laboratórios de Investigação Médica do HC).
3. Uma instância de integração gestora: a Comissão de Humanização (CH), formada pelo NH, os coordenadores de humanização de cada equipe ou GTH; e representantes de usuários, da Ouvidoria Geral, do Núcleo de Gestão de Pessoas, da Secretaria Executiva da Diretoria Clínica e da Superintendência (Figura 16 e Quadro 33).

Figura 16. Estrutura da Rede Humaniza FMUSPHC

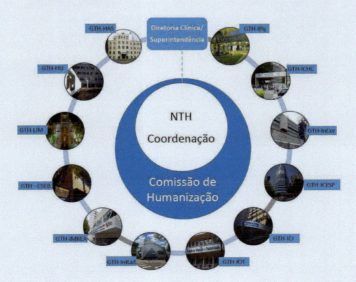

Fonte: NH.

Quadro 33. Grupos de Trabalho da Rede Humaniza FMUSPHC em 2022

Grupo de Trabalho	Instituto/Área
GTH CSE	Centro de Saúde Escola Samuel Barnsley Pessoa
GTH HAS	Hospital Auxiliar de Suzano
GTH HU	Hospital Universitário da USP
GTH ICHC	Instituto Central
GTH ICR	Instituto da Criança
GTH IMREA	Instituto de Medicina Física e Reabilitação
GTH IOT	Instituto de Ortopedia
GTH IPQ	Instituto de Psiquiatria
GTH INRAD	Instituto de Radiologia
GTH ICESP	Instituto do Câncer
GTH INCOR	Instituto do Coração
GTH LIM	Laboratórios de Investigação Médica

Fonte: NH.

O Núcleo de Humanização coordena a Rede e assessora suas equipes, promovendo a integração dos institutos e acompanhando o desenvolvimento da humanização no Complexo HC como um todo.

Junto com a Rede Humaniza FMUSPHC, o Núcleo elabora e implementa políticas institucionais, realiza diagnósticos e ações planejadas em parceria com as diversas áreas do Sistema. Nos institutos, os GTHs, quando solicitados pelo Núcleo de Humanização, atendem às demandas corporativas, entretanto seu foco principal de atenção diz respeito aos projetos de humanização em âmbito local.

A Comissão de Humanização é o espaço para compartilhar experiências e informações, e desenvolver processos de educação permanente e de gestão participativa na Rede.

Desde a sua criação aos dias atuais, a Rede contribui para o desenvolvimento da cultura de humanização, orientando seus esforços para:

1. Atuar junto aos três públicos-alvo principais da humanização: usuários do Sistema (pacientes, familiares, acompanhantes, alunos, pesquisadores e residentes), trabalhadores da saúde e gestores;
2. Fazer diagnósticos de situação da humanização no ambiente de trabalho e propor ações ou projetos para sua melhoria;
3. Trabalhar com métodos que permitam a participação das pessoas e que estejam de acordo com as diretrizes do planejamento estratégico adotado pelo HC;
4. Fortalecer e articular as iniciativas de humanização já existentes;
5. Monitorar ações e projetos de humanização em cada instituto ou unidade.

Nesta parte do livro, você vai conhecer alguns dos melhores projetos de humanização desenvolvidos em âmbito local pelos GTHs da Rede Humaniza FMUSPHC. São projetos escolhidos criteriosamente, e que, conforme discorrido na introdução deste livro, representam um determinado jeito de fazer a humanização. Os critérios de seleção adotados levaram em conta o planejamento, a implantação e os bons resultados obtidos. Também incluímos os projetos que receberam premiação, menção honrosa ou reconhecimento público.

Esse conteúdo está disposto nos seguintes subcapítulos:

1. Humanização no Instituto do Câncer
2. Humanização no Instituto Central
3. Humanização no Instituto do Coração
4. Humanização no Instituto da Criança
5. Humanização no Instituto de Medicina Física e Reabilitação
6. Humanização no Instituto de Ortopedia
7. Humanização no Instituto de Psiquiatria
8. Humanização no Instituto de Radiologia
9. Humanização no Hospital Auxiliar de Suzano
10. Humanização nos Laboratórios de Investigação Médica
11. Humanização no Hospital Universitário da USP
12. Humanização no Centro de Saúde Escola Samuel Barnsley Pessoa

Desejamos-lhe um bom passeio aos cenários inspiradores dos projetos de humanização da Rede Humaniza FMUSPHC!

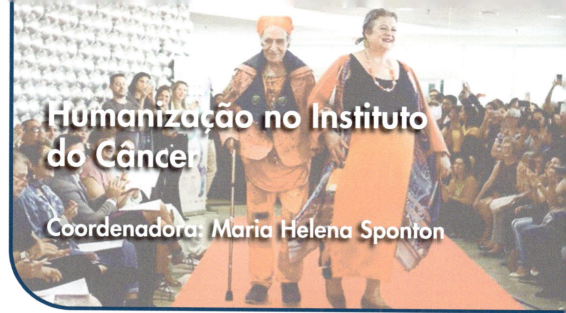

Projeto Desfile de Pacientes.
Fotos: ICESP.

Humanização no Instituto do Câncer

Coordenadora: Maria Helena Sponton

O Instituto do Câncer do Estado de São Paulo Otávio Frias de Oliveira (ICESP) é um centro de atendimento médico e hospitalar direcionado às patologias oncológicas, que funciona como autarquia vinculada ao governo do estado de São Paulo. Foi fundado em 2008 com a missão de mudar paradigmas da administração pública e da assistência médico hospitalar e é reconhecido como referência na sua área de atuação.

O Instituto expressa em seu DNA a humanização visto que este é um dos princípios orientadores de sua cultura institucional. Os pilares da instituição são o ensino, a pesquisa, a assistência, e o cuidado humanizado, aqui entendido como a preocupação de olhar para o sujeito como ser integral, colocando-o no centro do seu tratamento.

O ICESP é atualmente um dos maiores institutos do Complexo HCFMUSP. Nele circulam diariamente em torno de 10 mil pessoas entre colaboradores, pacientes e familiares, em diversos setores de atendimento, como ambulatório, enfermarias, centro cirúrgico e unidades de exames diagnósticos.

Os pacientes chegam ao ICESP por meio do serviço de regulação do Sistema Único de Saúde (SUS) do Estado de São Paulo. Por ser um serviço de assistência de nível terciário, recebe pessoas que já possuem um diagnóstico de câncer. Antes da primeira consulta, o paciente é convidado a participar do Grupo Acolhida, que é realizado por uma equipe multidisciplinar e objetiva apresentar o hospital e fornecer informações importantes sobre o tratamento, acolhendo-o na chegada, minimizando sua ansiedade e medo frente ao tratamento que irá receber.

Logo após esse acolhimento, o paciente é encaminhado ao atendimento de enfermagem e atendimento médico, nos quais recebe informações específicas sobre seu tipo de câncer e tratamento a fim de que possa se tornar corresponsável e participativo na construção de seu processo de cuidado e apto a fazer escolhas junto à equipe da assistência.

Os pacientes recebem um atendimento humanizado em todos os momentos de sua jornada no ICESP, visto que a humanização está incorporada em todos os processos de trabalho das diversas áreas.

A Equipe de Humanização do ICESP

A Equipe de Humanização existe desde a fundação do Instituto e é responsável pelo mapeamento, monitoramento e avaliação das ações de humanização que são realizadas pelas áreas, bem como pela Comissão de Humanização do ICESP em modelo de gestão participativa. A Comissão de Humanização possui estatuto próprio e um coordenador eleito por 3 anos. Participam da Comissão, representantes da Psicologia, Serviço Social, Enfermagem, Nutrição, Ouvidoria, Qualidade, Segurança, Recepção, Reabilitação, Hospitalidade, Relações Institucionais e Comunicação. Nela, discutem-se novos projetos, sugestão de melhorias ou modificações necessárias às não conformidades levantadas na ouvidoria, pesquisa de satisfação e pesquisa de clima organizacional.

A equipe de humanização faz ainda a coordenação da equipe de voluntários da AVOHC (Associação de Voluntárias do Hospital das Clínicas). A AVOCH realiza diversas ações voltadas a pacientes, acompanhantes e colaboradores, atuando no acolhimento e contribuindo para que o ambiente da instituição seja agradável e promotor de saúde.

A humanização participa do planejamento estratégico do ICESP, atuando junto a outras equipes em vários projetos institucionais.

Um projeto de destaque do ICESP – Desfile de pacientes

Autoria: Maria Helena Sponton

O projeto Desfile de Pacientes, que completou 10 anos em 2022, teve início no Dia da Mulher de 2013, motivado pelo recebimento de lenços de seda, doado por um familiar de uma colaboradora do Instituto do Câncer que trabalhava no ramo empresarial da moda.

Com o objetivo de abordar a questão da autoestima das mulheres que, durante o tratamento do câncer, precisam enfrentar desafios como a queda dos cabelos ou a retirada da mama, foi organizado o primeiro desfile que se chamou "Olha que coisa mais linda", no qual as pacientes desfilaram acompanhadas por um contador de histórias, que resgatava suas histórias de vida e as contava enquanto desfilavam acompanhados pelo som do violino, violão e piano. Já para o primeiro desfile, contou-se com parcerias importantes como o Ateliê Lu Guerra e a empresa de cosméticos Payot.

O segundo desfile "Agora é que são eles" aconteceu ainda no mesmo ano, contemplando os pacientes do sexo masculino. Para este, contamos com a participação de um ator e do proprietário da Cortez Editora, que inclusive, desfilou acompanhado de sua filha.

Quando o ICESP comemorou cinco anos de existência, organizou-se o desfile chamado "De mãos dadas, 05 anos pela vida", no qual cada paciente desfilou de mãos dadas com dois colaboradores. Realizou-se também os desfiles: "Mulheres envoltas entre lenços e histórias", o primeiro desfile em parceria com a Faculdade Santa Marcelina (FASM), seguidos dos "Passarela em Azul e Rosa", "A cor da pele", "Feche o preconceito e abra-se para a vida", "Passarela em tons de rosa", "As Nuances das décadas na moda" e "Passos para um novo tempo".

O desfile, hoje, deixou de ser somente um evento da equipe de humanização para se tornar um evento institucional, contando com apoiadores de renomadas marcas.

Por seis edições, contou-se também com a importante participação do curso de Moda da Faculdade Santa Marcelina e seus estudantes voluntariamente elaborando a confecção das roupas e da cenografia. A parceria com a FASM, contempla uma palestra do ICESP para os alunos que aborda temas como a prevenção do câncer e a importância da detecção precoce, desmistificando o tratamento e convidando os alunos a participarem do projeto. Alguns pacientes do ICESP também participam desse momento dando seus depoimentos sobre o impacto do desfile no tratamento e nas suas vidas.

Cada grupo de alunos apadrinha um paciente, para o qual confecciona uma roupa dentro do tema do desfile e de acordo com as particularidades de cada paciente. Para isso, são organizados alguns encontros anteriores ao desfile entre pacientes e alunos para entrevistas e provas de roupa, no qual muitas vezes um importante vínculo afetivo é criado, o que torna o processo todo muito especial e significativo para ambos.

No dia do evento, é organizado um camarim com café da manhã, maquiagem e todos os cuidados necessários para o acolhimento, bem-estar e preparação de todos os participantes, contribuindo para que esse dia se torne especial e memorável.

Ao longo dos dez anos, já participaram do desfile um total de duzentos e sessenta e cinco pacientes, entre homens e mulheres e já foram realizados desfiles fora do ICESP em lugares como o Museu da Casa Brasileira, com participação também nas mídias, como por exemplo o programa Altas Horas, levando ao público geral a mensagem da importância da prevenção e detecção precoce do câncer, mostrando que há muita vida durante e após o tratamento e dando aos pacientes a oportunidade de serem vistos e valorizados.

Palavra da coordenadora

Essa ação, aguardada por todos, é maravilhosa. Os pacientes vivenciam um dia de modelo, mostrando o ânimo, a beleza, a vontade de viver, além de elevarem sua autoestima, enaltecendo a vida além da doença. São momentos de grande emoção que perpassam desde a confecção das roupas até o grande dia na passarela, com luz, som e várias entrevistas. É um dia de gala... o nosso ICESP fashion day. (Maria Helena Sponton, 2022)

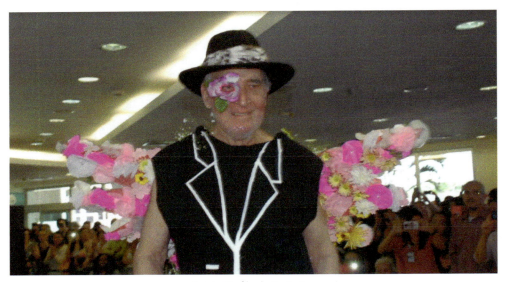

Projeto Desfile de Pacientes.
Fotos: ICESP.

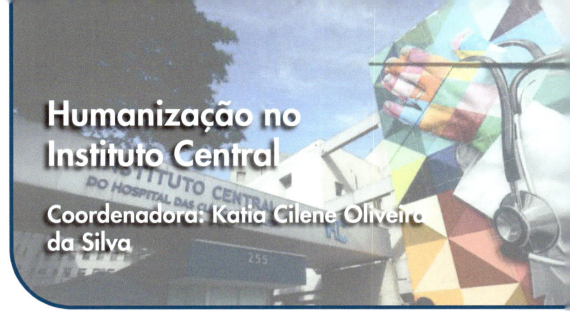

Humanização no Instituto Central

Coordenadora: Katia Cilene Oliveira da Silva

Instituto Central do Hospital das Clínicas.
Foto: NCI.

O Instituto Central do Hospital das Clínicas (ICHC), inaugurado em abril de 1944, deu origem ao HCFMUSP. Composto por dois prédios interligados, o Prédio dos Ambulatórios (PAMB) e o Edifício Central, o instituto mais antigo do Complexo HCFMUSP concentra 40 especialidades médicas e multiprofissionais. Conta com 918 leitos instalados, 400 consultórios, 53 salas cirúrgicas instaladas. Seu quadro de colaboradores soma 5.889 pessoas.

O Edifício Central destaca-se pelo grande número de unidades de internação e de terapia intensiva e agrega em suas instalações uma Unidade de Emergência Referenciada que atende aos casos de maior gravidade vindos da rede do Sistema Único de Saúde (SUS) de São Paulo. Referência em atendimento de alta complexidade para doenças clínicas e cirúrgicas, a Unidade de Emergência Referenciada (UER) destaca-se por sua assistência especializada ao paciente poli traumatizado, ao paciente com acidente vascular cerebral, pacientes com queimaduras graves, complicações do aparelho gastrointestinal e outros casos de alta complexidade. Além disso, a UER conta com um plano organizado para atendimento a múltiplas vítimas em caso de desastres.

O PAMB, por sua vez, oferece atendimento a pacientes em regime ambulatorial e de hospital-dia clínico e cirúrgico, além de contar com áreas de apoio diagnóstico e terapêutico. Nele, encontra-se também o maior centro cirúrgico do Complexo HC, a Divisão de Laboratório Central e a Unidade de Farmacotécnica.

A Divisão de Laboratório Central – primeiro laboratório de serviço público do Brasil a receber o certificado do Colégio Americano de Patologistas – é referência internacional em patologia clínica com certificações de qualidade nacionais e internacionais. A Divisão de Nutrição e Dietética foi a primeira unidade de nutrição em hospital público do país e do Mercosul a conquistar a certificação NBR ISO 9001. Posteriormente, o ICHC foi acreditado pela Organização Nacional de Acreditação (ONA) em 2014 com o Selo Acreditado e em 2019 com o Selo Acreditado Pleno. Esse movimento evolutivo foi importante para alavancar a qualidade e a segurança do paciente e do profissional na instituição. Destacam-se também o Selo

Nível Intermediário do Hospital Amigo do Idoso conquistado no ano de 2019, o prêmio de Amigo do Meio Ambiente, o Selo Ouro SINASC (Sistema de Informações de Nascidos Vivos), a Certificação Distinção de Serviço de Terapia Infusional Assistida e, em 2022, a Certificação Centro de AVC nível essencial. Assim, o ICHC tem progredido consistentemente no propósito de melhorar os processos e resultados, refletidos no ensino e assistência.

Em 2021, o ICHC realizou 495.497 consultas ambulatoriais, 7.049.024 exames de análises clínicas, 22.161 exames de imagem, 32.717 atendimentos de urgência e emergência, 19.567 internações hospitalares, 12.612 cirurgias.

A Equipe de Humanização do ICHC

Em 2004, o Conselho Diretor e a Diretoria Executiva do ICHC criaram a Coordenadoria de Hospitalidade e Hotelaria Hospitalar que, sob a coordenação da assistente social Nísia do Val Rodrigues Roxo Guimarães, criou bases para a humanização. Os objetivos da Coordenadoria eram integrar e racionalizar as atividades desenvolvidas pelos diferentes serviços, contribuir para a efetividade e eficácia do tratamento médico, aperfeiçoar a qualidade das relações humanas e a qualidade técnica e humanizar o ambiente hospitalar. Para o seu desenvolvimento, foi constituída uma rede gerencial formada por profissionais de diferentes serviços de apoio e também da área médica. Após a criação do Núcleo Técnico e Científico de Humanização (NH) em 2012, a Coordenadoria de Hospitalidade foi renomeada como Grupo de Trabalho de Humanização (GTH). Em 2019, o GTH criou uma nova estrutura de gestão na qual um Comitê Gestor, composto por 5 membros, atua com vistas ao desenvolvimento de ações de humanização no instituto. O GTH conta também com dois profissionais dedicados exclusivamente à gestão da humanização no ICHC.

Um projeto de destaque do ICHC – Programa de ampliação da rede de suporte social do idoso em isolamento social

Autoria: Prof. Dr. Wilson Jacob Filho, Cláudia Fernandes Laham, Neusa Rodrigues de Souza Silva e Rozany dos Santos.

O Programa de Ampliação da Rede de Suporte Social do Indivíduo em Isolamento Social (PARESS) foi criado em 2020, quando da pandemia de SARS-CoV-2, ao se perceber que os idosos poderiam se constituir em um grupo mais vulnerável aos efeitos do isolamento social.

No início da pandemia, o Serviço de Geriatria do ICHC, a Unidade de Cardio-Geriatria do InCor e o Setor de Onco-Geriatria do ICESP tiveram de remarcar as consultas agendadas por via telefônica, então, ao mesmo tempo em que as remarcações eram feitas, obtinham-se dos pacientes dados sistematizados sobre condições de vida e saúde naquele período. Uniu-se a esses três institutos, um hospital particular, o Hospital do Coração. Dos quinhentos e cinquenta e sete idosos que responderam ao questionário (nos quatro centros hospitalares), foram obtidas informações importantes de como os idosos estavam lidando com a situação pandêmica. Foi detectado que cerca de 10% deles estavam com sinais e sintomas típicos de depressão, tristeza ou solidão, com efeitos importantes sobre o apetite, o sono, as atividades de vida diária e outros fatores que impactam no cuidado à saúde.

Como o distanciamento social era uma medida sanitária necessária naquele momento, foi criado o Programa PARESS de ampliação da rede de suporte social como uma possibilidade de convivência entre idosos, já que estavam afastados da família e amigos, porém com o cuidado de não os colocar em risco. O Programa surgiu da ideia de que um paciente idoso melhor posicionado do ponto de vista emocional poderia atuar como ampliador da rede de suporte social de um paciente idoso que apresentasse sintomas ou sinais decorrentes do isolamento.

O PARESS foi destinado a idosos, clientes dos quatro centros hospitalares acima referidos, restritos aos seus domicílios em 2020, por conta da pandemia. Idosos que já participavam do Serviço de Geriatria e de outros projetos para idosos no HCFMUSP foram convidados a participar desse projeto na função de ampliadores. A orientação dos coordenadores do PARESS foi para que eles realizassem ligações telefônicas para os pacientes detectados com sintomas depressivos ou com relatos de solidão, oferecendo-lhes uma conversa amistosa e reconfortante com uma pessoa capaz de bem entendê-los.

Na organização do programa, buscou-se dez idosos com perfil para atuar junto àqueles identificados como alvo do programa: os ampliadores. Cada um deles foi responsável por realizar ligações para cinco pessoas, totalizando cinquenta idosos (cerca de 9% dos clientes entrevistados).

Os idosos selecionados tinham computador e/ou celular próprios, mas nem todos tinham a habilidade necessária para lidar com essas tecnologias. Foi então realizado um treinamento à distância com os ampliadores em duas etapas, uma com o objetivo de orientar o uso da tecnologia de comunicação à distância, e outra para prepará-los para a abordagem relacional propriamente dita.

O grupo de coordenação do PARESS, composto de uma psicóloga, uma arteterapeuta, uma administradora e um geriatra, reunia-se semanalmente com os ampliadores, em modo remoto, para a supervisão dos contatos realizados e, ou, das tentativas ineficazes.

Durante seu desenvolvimento, de junho a outubro de 2020, o PARESS atendeu quarenta e sete pessoas. Segundo a avaliação dos ampliadores, os idosos em isolamento social que receberam os telefonemas relataram que esses contatos eram muito benéficos a eles. Nas avaliações subsequentes àquelas que detectaram os sinais de depressão e, ou, solidão, verificou-se que os participantes incluídos no PARESS frequentemente relataram que essa atividade foi muito produtiva, demonstrando interesse em que o programa se repetisse.

Entre os ampliadores, igualmente, a interação foi muito bem avaliada. Um bom exemplo disso foi o de uma das senhoras, que tinha certa dificuldade para realizar a conexão com o grupo de coordenação nas reuniões semanais e que, para ajudá-la, recebeu a visita de um outro ampliador em sua casa, que a auxiliou na conexão, guardando todos os cuidados de prevenção de contágio. Essa mesma participante sofreu a perda de uma pessoa muito próxima durante o período da pandemia e foi muito bem acolhida pela equipe. "Isso nos surpreendeu e foi muito além da expectativa", relatou a psicóloga Cláudia Laham.

Em um outro exemplo, um dos ampliadores relatou, em uma reunião de supervisão, que a conversa que tivera com um dos idosos de sua esfera de atuação lhe trouxera de volta o sentimento de culpa de não ter feito algo que pudesse ter impedido a morte da esposa, há quarenta anos. Essa revelação permitiu que, em uma conversa reservada com o Dr. Wilson, ele pudesse ouvir esclarecimentos sobre a situação de sua esposa, percebendo que nem ele nem ninguém poderia ter feito algo mais além do que fora feito. Esse esclarecimento aliviou-lhe o sentimento de culpa que carregou durante todos estes anos: "Estou me sentindo muito mais leve com a informação que faltava na minha esfera de raciocínio", disse ele.

Porém, o relato que melhor demonstrou a importância do PARESS para os três grupos envolvidos foi a manifestação de uma ampliadora quando, próximo ao final do programa, lhes foi perguntado a opinião sobre as reuniões semanais com os coordenadores. A resposta, espontânea e precisa, emocionou a todos: "Este é o meu dia de usar batom!"

Palavra da coordenadora

Pertencer, sentir-se integrado faz parte da dimensão humana, visando a sobrevivência e a perpetuação. O Programa de Ampliação da Rede de Suporte Social do Idoso em Isolamento Social (PARESS) objetivou e promoveu de forma amplificada o conceito de rede de suporte, configurando uma dinâmica de aspectos e interações importantes oriundos da possibilidade de estar presente de forma disponível, digital e segura, oferecendo aproximação efetiva e solidária diante das adversidades e das problemáticas que o isolamento social desencadeou. O programa potencializou a valorização da vida, comunicação, integração e o vínculo da população idosa no momento em que o cenário proveniente da pandemia da covid-19 era de extrema vulnerabilidade, desencadeando a solidão. O acolhimento é um processo constitutivo das práticas de produção e promoção de saúde, desse modo, diante dos aspectos humanitários que a proposta foi desenvolvida o suporte social feito aos participantes possibilitou mitigar os efeitos nocivos do isolamento social. (Kátia Cilene, 2022)

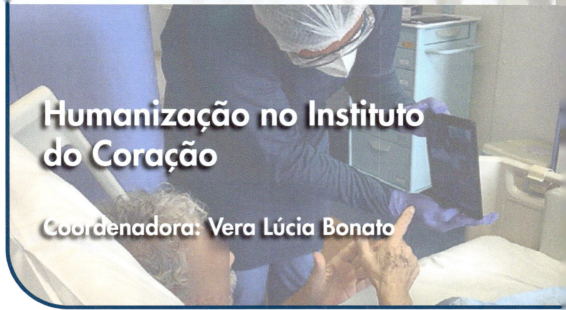

Humanização no Instituto do Coração

Coordenadora: Vera Lúcia Bonato

Programa de Visita Virtual com Música e Contação de Estória.
Fotos: InCor.

O Instituto do Coração foi oficialmente criado pelo Decreto-Lei nº 42.817 de 1963 como um centro de excelência no ensino, pesquisa e assistência em cardiologia, pneumologia e cirurgias cardíaca e torácica. Nos anos de 1950, época em que a cardiologia, tanto no Brasil quanto no exterior, iniciava seus primeiros passos como especialidade, os professores Euryclides de Jesus Zerbini, na cirurgia, e Luiz Venere Décourt, na clínica, já idealizavam a criação de um instituto para a formação de especialistas e para o desenvolvimento da cardiologia no país. O primeiro transplante da América Latina, e um dos primeiros do mundo, foi realizado em 1968 pelas equipes dos doutores Zerbini e Décourt. O InCor é hoje um dos três maiores centros de cardiologia do mundo, e o maior centro de ciência em cardiologia da América Latina.

O InCor atende pacientes do SUS (Sistema Único de Saúde) e de empresas de saúde suplementar (convênios e particulares), sendo que cerca de 80% é do SUS. Todos os pacientes são beneficiados com o mesmo padrão de excelência, desde a prevenção até a assistência mais complexa das especialidades.

Desde 1977, quando foi inaugurado, o InCor já prestou atendimento médico a pacientes de todos os estados brasileiros, das Américas Latina e do Norte, da Europa e da Ásia, totalizando mais de 38.350.287 exames de diagnóstico, 4.155.664 consultas ambulatoriais, 86.584 cirurgias, 255.202 estudos hemodinâmicos (incluindo cateterismos, angioplastias e ablação para tratamento de arritmias). Atualmente, o InCor realiza, em média, por ano: 260 mil consultas médicas, 37 mil atendimentos multiprofissionais, 13 mil internações, 5 mil cirurgias, 2 milhões de exames de análises clínicas, 330 mil exames de diagnóstico de alta complexidade.

Somando-se as pesquisas clínicas e as básicas aplicadas, a atuação do InCor na ciência e tecnologia nesses anos resultou em 9.891 estudos (4.398 deles publicados em revistas nacionais e 5.493 em internacionais). Dessas pesquisas, mais de vinte originaram patentes ou produtos como próteses, tubos, máquinas e equipamentos diversos em uso na área médica. A difusão da *expertise* científica do InCor alcançou plateias do mundo todo por meio da participação de seus especialistas em 31.366 eventos científicos nacionais e internacionais, incluindo aulas e simpósios. A pós-graduação do Instituto, vinculada à FMUSP, gerou, nesses anos, mais de 946 trabalhos científicos de mestrado, doutorado e de concursos de livre-docência.

O InCor possui 3856 funcionários, 43% dos quais tem nível superior e perto de 10% tem pós-graduação no Brasil e no exterior. Mais de 90% dos médicos tem títulos universitários que vão do mestrado ao PhD e pós-doutorado na principal faculdade de medicina do país, a FMUSP, e nas principais universidades do mundo. O InCor considera a competência de seu corpo funcional seu maior patrimônio.

A Equipe de Humanização do InCor

Em 2004, o InCor instituiu o NINHU (Núcleo InCor de Necessidades de Humanização) com o objetivo de desenvolver e disseminar ações de humanização segundo as diretrizes do Programa Humaniza SUS. Esse modelo seguiu até 2011, quando foi inserido na Rede Humaniza FMUSPHC e no novo modelo de gestão de humanização do HCFMUSP, alterando sua nomenclatura para GTH (Grupo de Trabalho de Humanização). O GTH conta com duas colaboradoras e a participação de diversas áreas do Instituto.

Um projeto de destaque do InCor – Programa de visita virtual com música e contação de estórias

Autoria: Vera Bonato

O Programa de Visita Virtual (PVV) teve início em maio de 2020, em meio à pandemia do covid-19 no Brasil e faz parte das ações de humanização do InCor HCFMUSP. Esse Programa consistia na visita de voluntários da área da saúde a pacientes internados e, após o consentimento destes, a realização de uma videochamada com seus familiares.

Desde o início do PVV, notou-se que, mesmo recebendo visitas virtuais, os pacientes experimentavam sentimento de vazio e solidão. Além da falta das visitas presenciais, os funcionários estavam muito atarefados, fazendo com que os pacientes tivessem ainda mais sensação de solidão.

Nesse cenário, começou-se a pensar em atividades que pudessem preencher esses espaços vazios, surgindo então a ideia de trabalhar com um grupo de voluntariado atuante na instituição há vinte anos, o Arte Despertar. O Arte Despertar era uma organização de voluntários que utiliza a arte como meio de comunicação e expressão, e a cultura como acesso às histórias de vida das pessoas. A ideia foi unir o grupo ao programa, adaptando a atividade musical e contação de histórias ao modo digital veiculado através de dispositivo eletrônico, levando ao paciente uma atividade artística individualizada. Na avaliação dos funcionários, a atuação do grupo tinha o efeito de mudar a energia do ambiente hospitalar e poderia assim melhorar a vivência dos pacientes nas enfermarias.

A atividade do Arte Despertar, conjunta ao PVV, consistia em, no primeiro momento, os voluntários realizarem uma conversa com os pacientes e identificarem as características específicas de cada um, tais como origem, hábitos, gostos pessoais, profissão, entre outros. Solicitava-se o consentimento do paciente, dando-lhe as opções de participar sozinho ou também a família na atividade. Depois, o voluntário passava os dados para o arte-educador que então oferecia uma peça adequada ao perfil do paciente.

Toda manhã era decidido em reunião quais seriam os dois arte-educadores que iriam trabalhar (um contador de estória e um músico) e os dois voluntários da equipe multidisciplinar, normalmente de profissões diferentes. As chamadas eram realizadas após a aprovação do paciente e tinha duração de vinte a trinta minutos. Ao final das visitas, todas as tardes, eram realizadas reuniões com os voluntários para a troca de informações. Essa supervisão, de duas horas de duração, levantava os pontos: o que aconteceu? Como foi? Houve dificuldade? Houve queixas da família em relação ao hospital? Houve queixa da equipe em relação ao nosso trabalho?

Alguns funcionários também participavam desse projeto como voluntários. Os voluntários externos assinavam um contrato com a instituição, no qual estavam especificadas regras e condições, como dias e horários a serem cumpridos. Eles iniciavam no projeto após realizar treinamento de oito semanas com o grupo Arte Despertar, com carga horária total de 32 horas. Foram treinados cento e vinte voluntários. O foco principal do curso era a melhoria da comunicação e o uso de técnicas de contação de estória. Após isso, eles intermediavam as conversas com os arte-educadores.

Entre 2020 e 2021, para avaliar a atividade, foi aplicado um questionário de percepção dos pacientes sobre o Programa de Visita Virtual com a música e a contação de estórias para pacientes com e sem covid-19. Responderam ao questionário cinquenta e oito pacientes. A análise descritiva, levando em conta os números absolutos e percentuais, mostrou que 53% dos pacientes nunca havia participado de uma experiência dessas, e aprovação de 100% dos participantes. Os pacientes afirmaram que a atividade trouxe lembranças positivas, promoveu alegria, saudade, reflexão, esperança e acolhimento, sendo que, apenas um paciente respondeu que trouxe lembranças negativas. Notou-se como principais repercussões desse atendimento ao paciente a melhora de humor, autoestima, expectativa positiva de vida, conforto e acolhimento. Concluiu-se que o trabalho do Arte Despertar com música e contação de estórias colaborou positivamente para melhorar o humor do paciente, promoveu acolhimento e permitiu uma experiência mais humanizada do ambiente hospitalar.

Alguns relatos de pacientes

"Nossa, como a gente desvaloriza o que é da gente, até olhar sobre outra ótica, em que aquilo que a gente tem é tão bom. Como foi bom hoje eu poder resgatar minha vida com mais otimismo e positividade, apesar de estar em um momento de maior recolhimento."

"Trabalho interessante, ele lida com meus medos."

"Tenho uma gratidão muito grande por estar aqui."

"Como esse hospital é acolhedor. Ele me traz alegria e me faz sentir aconchegado"

Também entre os familiares, observou-se que a atividade foi muito positiva porque passavam a ter outra visão da internação a partir da evidência de que, para além do sofrimento físico, havia o cuidado à saúde mental dos pacientes. O depoimento de um familiar ilustra essa percepção:

"Poxa, a gente achava que você estava aí sofrendo no hospital, mas não, você está aí dançando e ouvindo estórias." (Familiar de um paciente)

Não eram incomuns os relatos emocionantes das experiências vividas na atividade, mas teve um caso marcante de um paciente que se encontrava em estado gravíssimo e dessa vez sua família optou em realizar a videochamada de sua fazenda, quando então ele pôde ver e ouvir todos os seus funcionários, sua música preferida, o barulho do seu trator, sua família reunida à mesa no chá da tarde e uma das cadeiras reservadas com o seguinte dizer: "Pai, o senhor está aqui". Na noite desse mesmo dia, o paciente foi a óbito.

Palavra da coordenadora

"O Programa de Visita Virtual InCor tem se mostrado um poderoso recurso de comunicação e interação dos pacientes com sua rede familiar e social. Propicia intensa mudança na perspectiva do paciente que se encontra vinculado a um estado de adoecimento, de sofrimento físico e psicológico, afetando de forma positiva e favorável frente a possibilidade de reunir-se aqueles que são referência

em sua vida, como a família, parentes e amigos e assim participando de um momento de reencontro e de resgate de vínculos.

Podemos afirmar que o Programa de Visita Virtual resgata identidades, apoia e mobiliza o diálogo do paciente com suas vivências e memórias, tão distanciadas pelo tempo de internação e isolamento social." (Vera Bonato, 2022).

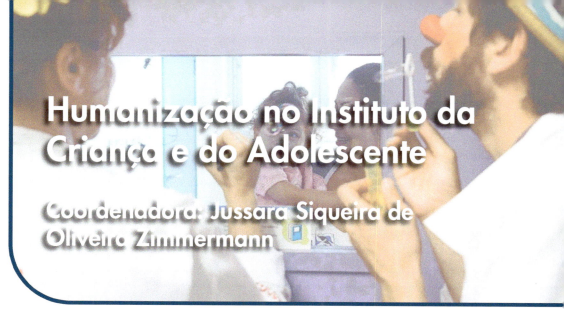

Humanização no Instituto da Criança e do Adolescente

Coordenadora: Jussara Siqueira de Oliveira Zimmermann

Projeto Gestão do Trabalho Voluntário.
Fotos: ICr.

O Instituto da Criança e do Adolescente (ICr) foi criado em 1976 com a missão de prestar assistência de alta complexidade e de excelência ao recém-nascido, à criança e ao adolescente por meio de atendimento humanizado e interdisciplinar, integrado ao ensino e à pesquisa. Oferece atendimento em mais de vinte especialidades pediátricas diferentes, entre as quais: Alergia e Imunologia, Endocrinologia, Gastroenterologia, Genética, Hepatologia, Hebiatria, Infectologia, Nefrologia, Neonatologia, Neurologia, Nutrologia, Pneumologia, Reumatologia, Oncologia, Hematologia e Dor e Cuidados Paliativos.

Na época de sua criação, a pediatria era uma das áreas do Instituto Central, mas, conforme foi crescendo a demanda por cuidados pediátricos especializados, fez-se necessário a mudança de prédio. Inicialmente era apenas um edifício, depois foi construído o segundo prédio e, posteriormente, o Serviço de Onco-hematologia - ITACI (Instituto de Tratamento do Câncer Infantil) que também ganhou espaço próprio para atendimento à crescente demanda de cuidados a pacientes com câncer e doenças hematológicas. O ITACI iniciou suas atividades em dezembro de 2002. A construção do prédio foi resultado de uma grande mobilização iniciada em 1999, e de uma parceria entre a Fundação Criança, a Ação Solidária Contra o Câncer Infantil (ASCCI) e o próprio Instituto da Criança e do Adolescente do Hospital das Clínicas.

O Instituto da Criança e do Adolescente realiza atendimentos a pacientes do SUS (Sistema Único de Saúde) vindos de todo o país pelo CROSS (Central de Regulação de Oferta de Serviços de Saúde). Também realiza atendimentos particulares e de convênios em sua área de Saúde Suplementar. Conta com a avaliação de risco no acolhimento aos pacientes atendidos em seu Pronto Socorro. Caso não seja identificada a necessidade de atendimento em alta complexidade, urgência ou emergência, um assistente social da instituição realiza o encaminhamento ao serviço de referência mais adequado, como uma UBS

(Unidade Básica de Saúde) ou um hospital secundário, não deixando esse paciente e familiar desamparados.

No ano de 2021, foram realizados 59.078 atendimentos médicos ambulatoriais, 782.158 atendimentos da equipe multidisciplinar, 5.621 internações, 1.595 internações em Hospital Dia, 1.926 cirurgias. Durante o mês, aproximadamente 35.000 pessoas circulam no ICr. São 1.500 funcionários contratados, 350 funcionários terceirizados, cerca de 400 residentes, aprimorandos e estagiários e aproximadamente 400 voluntários.

A Equipe de Humanização do ICr

Antes mesmo da criação do Estatuto da Criança e do Adolescente (ECA), em 1990, já havia várias iniciativas para amenizar a permanência das famílias na instituição. Por muitos anos, essas iniciativas foram gerenciadas pela assistente social Maria José Paro Forte, conhecida popularmente como Zezé. Em 2017, o Grupo de Trabalho de Humanização foi configurado em uma equipe com coordenadora e duas colaboradoras dedicadas, além da participação de profissionais de outras áreas. A atual coordenadora iniciou profissionalmente no setor de Gestão de Pessoas, trabalhando com avaliação de desempenho, treinamentos e ações de qualidade de vida para os colaboradores. Na atual configuração, a equipe conta com cinco integrantes, uma na função de assistente técnica da coordenação, uma arte terapeuta, uma auxiliar de enfermagem e uma na função de oficial administrativo.

Um projeto de destaque do ICr – Gestão do trabalho voluntário

Autoria: Jussara Siqueira de Oliveira Zimmermann

O ICr conta com aproximadamente vinte e três grupos voluntários que desempenham diversas atividades, entre eles: CLASSE HOSPITALAR, em conjunto com a Secretaria de Educação de São Paulo, no qual professores do Ensino Fundamental I realizam a interface entre o aluno internado e a sua escola de origem para que a criança não interrompa totalmente a sua educação escolar; AVOHC (Associação de Voluntários do Hospital das Clínicas), atuando na distribuição de roupas, produtos de higiene, lingerie, leite, enxoval para os recém nascidos da UTI Neonatal; CRIARTE, desenvolvendo atividades artísticas no espaço de espera para a quimioterapia; VIVA E DEIXE VIVER, com contadores de estórias; COMITÊ JUVENIL, formado por jovens e adolescentes que desenvolvem atividades voltadas ao bem-estar social; CONSELHO FAMILIAR, grupo criado exclusivamente de acompanhantes de pacientes, que oferece aos acompanhantes palavras cruzadas, revistinhas de colorir, aulas de bordado e crochê; CÃO TERAPEUTA, em que os cachorros são levados à brinquedoteca para a interação com as crianças; GRUPOS SARACURA e DOASOM, formados por voluntários que tocam instrumentos e cantam para os pacientes; DOUTORES DA ALEGRIA, profissionais da arte do palhaço no ambiente hospitalar, intervindo junto a crianças, adolescentes e acompanhantes em situação de vulnerabilidade e risco social; A MALA DE ARTES DA MENINA ALESSANDRA, que desenvolve atividades de arte e cultura; GRUPO CLAREAR com voluntários profissionais da pedagogia ou do ensino médio para os pacientes de longa permanência; ENGLISH CARE formado por adolescentes e jovens adultos com conhecimento para ensinar inglês aos pacientes que desejarem aprender ou continuar o ensino do idioma; BELEZA NO HOSPITAL no qual variados profissionais da estética, como maquiadores e cabelereiros, proporcionam um momento de cuidado estético para as acompanhantes e pacientes.

A necessidade de aproximar a sociedade da Instituição foi percebida há vinte e cinco anos, quando foi criado o Comitê Comunitário composto por representantes de áreas do hospital e representantes de grupos de pacientes atendidos na instituição. A partir daí e da identificação de diferentes necessidades de atividades direcionadas aos pacientes, acompanhantes e colaboradores da instituição, foram constituídos os primeiros grupos de voluntários do hospital. Atualmente, a gestão da participação voluntária desses grupos no Instituto é realizada pela equipe de humanização que organiza os trabalhos nas áreas a partir da identificação de propostas e demandas do público a ser atendido. Os coordenadores dos grupos de voluntários participam de reuniões mensais do Comitê Comunitário para discutir questões institucionais e experiências obtidas. Os coordenadores participam também de reuniões pontuais para tratar de temas do planejamento estratégico da instituição e do próprio grupo.

O monitoramento dos trabalhos se dá por meio de indicadores de resultado econômico, acompanhados mensalmente pela Diretoria Executiva do Instituto e pela equipe de humanização, medindo o montante de recursos arrecadados, seja em produtos ou serviços (Quadro 34).

Quadro 34. Resultado econômico da arrecadação anual do GTH ICr em produtos e serviços em reais no período de 2018 a 2021

Ano	Produto	Serviço	Total
2018	R$ 412.911,81	R$ 32.700,00	R$ 445.611,81
2019	R$ 1.255.568,60	R$ 679.633,52	R$ 1.935.202,12
2020	R$ 1.191.600,15	R$ 138.673,65	R$ 1.330.273,80
2021	R$ 928.509,12	R$ 45.945,00	R$ 974.454,12

Fonte: ICr.

Palavra da coordenadora

"Um dos maiores desafios é a gestão do tempo. Um dos nossos grandes desafios é o alinhamento das novas demandas institucionais e os projetos que estamos realizando. A captação de recursos demanda muito tempo e gostaria de estar mais próxima aos grupos de

voluntários, que desenvolvem um trabalho essencial e fantástico em nosso hospital. A maioria dos voluntários que procuram esse tipo de trabalho demonstram uma grande vontade de ajudar o próximo, fazer a diferença impactando a vida dos que mais precisam ao doarem seu tempo, conhecimento e amor em benefício de outros. Trabalhar com essas pessoas é um presente. Eu tenho a possibilidade de unificar os que precisam com quem tem a dar. Meu trabalho é maravilhoso!" (Jussara Zimmermann, 2022)

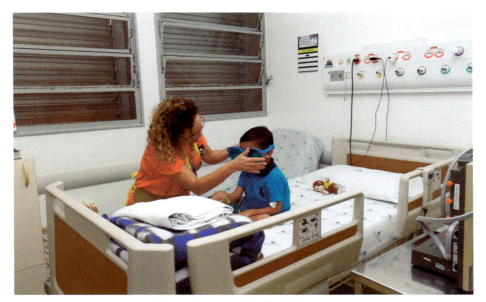

Projeto Gestão do Trabalho Voluntário.
Fotos: ICr.

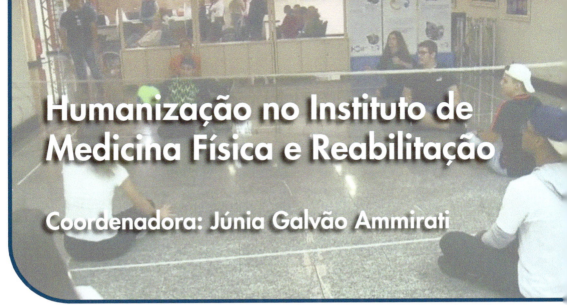

Projeto Sua Vida Vale Mais, Sem Vacilo.
Fotos: Globoplay.

Humanização no Instituto de Medicina Física e Reabilitação

Coordenadora: Júnia Galvão Ammirati

O Instituto de Medicina Física e Reabilitação do Hospital das Clínicas da Faculdade de Medicina da Universidade de São Paulo, IMREA HCFMUSP tem suas origens em 1975, na Divisão de Reabilitação Profissional de Vergueiro, posteriormente, Divisão de Medicina de Reabilitação do Hospital das Clínicas, chegando à atual estrutura em 2009 pelo Decreto nº 53.979/2009, quando foi elevado à categoria de Instituto. Atualmente, o IMREA é parte da Rede de Reabilitação Lucy Montoro e é constituído por cinco unidades: Vila Mariana, Umarizal, Lapa, Clínicas e Morumbi.

Em 1992, o Instituto colocou em funcionamento o primeiro laboratório de análise tridimensional do movimento, tendência que seria reforçada em 2006, na inauguração do primeiro laboratório de estudos para adaptação postural em cadeira de rodas do Brasil. Em 2010, ao inaugurar o Centro de Pesquisa Clínica, o IMREA passou a contar com avançados recursos tecnológicos para tratamento e diagnóstico, incluindo equipamentos de última geração para o desenvolvimento das potencialidades físicas dos pacientes. Investiu em novas tecnologias de robótica e reabilitação e montou o mais moderno laboratório de robótica do Brasil.

A inauguração do Laboratório de Robótica, em 2013, marca uma nova fase no IMREA, na qual equipamentos de última geração vieram a se somar ao parque tecnológico com vistas aos incontáveis benefícios que a robótica pode trazer aos pacientes em programas de reabilitação. Esses equipamentos possibilitam intervenções em membros superiores e inferiores agregando, além das funcionalidades mecânicas, a interação por meio de jogos virtuais que auxiliam o paciente a realizar diversos tipos de movimentos. Dentre os diversos recursos disponíveis, destacam-se os exoesqueletos robóticos de altíssima tecnologia que permitem a um paciente imobilizado andar sobre uma esteira, sendo indicado para pessoas com incapacidade no aparelho locomotor, entre outros que trabalham especificamente os membros superiores; e os cicloergômetros computadorizados com a função de possibilitar que pessoas com pouco ou nenhum movimento nas pernas possam pedalar. Todos os robôs promovem movimentos das áreas afetadas e melhoram a plasticidade cerebral, provocando uma adaptação do cérebro à lesão que houve no corpo.

Mais recentemente, foi incorporado ao leque de recursos tecnológicos um sistema de robótica que possibilita movimentos tridimensionais mais realistas dos membros superiores, até então não alcançados por nenhuma outra tecnologia. A novidade é 100% nacional e entre suas vantagens está sua portabilidade – o aparelho pesa 15 quilos, cerca de 7 vezes mais leve do que os equipamentos disponíveis no mercado – favorecendo o tratamento domiciliar. Além de mais leve e mais barato, o sistema oferece, por meio de recursos de gameficação, maior *feedback* auditivo e visual ao paciente vítima de AVC (acidente vascular cerebral), paralisia cerebral, lesão encefálica, lesão medular, traumatismo craniano e doenças degenerativas.

A Equipe de Humanização do IMREA

A equipe responsável pela humanização é composta por duas colaboradoras da gestão corporativa do Instituto, incluindo gestão de pessoas e ouvidoria. Contando com a colaboração das diversas áreas, a equipe mapeia ações de humanização e elabora relatórios para análise das ações.

Um projeto de destaque do IMREA – Sua vida vale mais, sem vacilo

Autoria: Profa. Dra. Linamara Rizzo Battistella e equipe multidisciplinar do IMREA Lapa. Serviços: Enfermagem, Fisioterapia, Terapia Ocupacional, Serviço Social, Psicologia e Condicionamento Físico

Inspirado na "Década de Ação pela Segurança no Trânsito (2011-2020)" da Organização das Nações Unidas (ONU), o Governo do Estado de São Paulo criou o Movimento Paulista de Segurança no Trânsito e o Programa Siga Seguro, ambos com o objetivo de reduzir pela metade o número de vítimas fatais no trânsito no estado de São Paulo até 2020. Para atingir essa meta e salvar milhares de vidas, o Governo do Estado intensificou esforços em cinco pilares de atuação:

1. Gestão da segurança viária;
2. Vias mais seguras;
3. Veículos mais seguros;
4. Usuários mais conscientes;
5. Resposta pós-acidente.

O Programa Siga Seguro age por meio da produção de dados e informação de qualidade e da implementação de ações de intervenção direta no sistema viário paulista, além de ações de conscientização de motoristas, motociclistas, ciclistas e pedestres.

Nas unidades da capital da Rede Lucy Montoro, havia altos índices de atendimentos de pacientes vítimas de acidentes de trânsito, fato que já despertava o interesse em realizar medidas voltadas a esse público. Assim, em 2019 surgiu o projeto "Sua vida vale mais, sem vacilo", com o objetivo de conscientizar estudantes e profissionais que trabalham diretamente no trânsito, como motoboys, sobre as consequências dos acidentes de trânsitos para a saúde e a vida dos envolvidos e de seus familiares.

A iniciativa consiste em oferecer aos participantes games interativos, vivências e roda de conversa durante uma manhã no Centro de Reabilitação Lucy Montoro Lapa. Com duração de três horas, os serviços de enfermagem, fisioterapia, terapia ocupacional, serviço social, psicologia e condicionamento físico abordam temas sobre as lesões decorrentes da violência no trânsito e os efeitos do consumo de álcool e drogas. Além de um *quiz* com perguntas e respostas, os participantes são desafiados a vivenciar algumas situações sob a ótica da pessoa com deficiência desde se locomover com uma cadeira de rodas em uma rampa até experimentar modalidades do esporte adaptado, como o vôlei sentado.

A ação se encerra com o depoimento de um paciente jovem, vítima de acidente de trânsito, que aborda as dificuldades enfrentadas após adquirir uma deficiência. Conta sua experiência com exemplos do que não deve ser feito. Esta experiência é muito rica, pois os pacientes contam suas histórias como exemplos do que ocorre. Esse modelo de desenvolvimento de pessoas, dando protagonismo para o público alvo do projeto, acabou mostrando duas facetas: a primeira é que o exemplo serve para modificar atitudes e, segundo, mostrar que a vida vale tão a pena que, apesar das limitações, a pessoa com deficiência se mantém protagonista da própria história e incluída na sociedade.

A atividade como um todo se divide em três fases: sensibilização, vivência e roda de conversa. Inicia com a sensibilização e a gamificação (jogo interativo através do celular e computador), estimulando a participação e o aprendizado lúdico. Na vivência, aprendem e vivenciam utilização de meios auxiliares de locomoção, assim como o aprendizado de esporte adaptado. Nas rodas de conversa, há a reflexão sobre o impacto da deficiência na vida do paciente e da família e os desafios do cuidado. A aproximação de pacientes com a comunidade é bastante produtiva porque os participantes tiram dúvidas e compartilham experiências de situações mais próximas de suas realidades.

Entre os parceiros que já participaram da ação, estão o Programa Respeito à Vida, do Governo do Estado de São Paulo, a Secretaria de Educação do Estado de São Paulo, o Detran de São Paulo, a Abraciclo (Associação Brasileira dos Fabricantes de Motocicletas, Ciclomotores, Motonetas, Bicicletas e similares) e o Sindimoto SP (Sindicato dos Mensageiros, Motociclistas, Ciclistas e Mototaxistas Intermunicipal do Estado de São Paulo).

A ação já alcançou mais de 400 pessoas, e o projeto teve tanta repercussão que muitas empresas entraram em contato para participar. Começou com um grupo bem fechado de motociclistas e foi crescendo, recebendo escolas e empresas.

Os pacientes também se sentem valorizados com projeto, segundo o depoimento de um deles: "Para mim, participar desta ação, foi como acreditar em um futuro melhor. Nós tivemos conversas e vivências com motoboys, pessoas que estão no trânsito, que se conscientizaram e tiveram contato com a deficiência e que vão refletir sobre atitudes que não devem ser cometidas no trânsito, porque podem custar a sua vida. Participaram também jovens de escolas com 16, 17 anos e que logo vão tirar habilitação e sairão com toda essa bagagem do risco que o trânsito traz. O trânsito te auxilia, te ajuda, mas pode custar a sua vida. Tivemos conversas sobre os cuidados no trânsito e foi muito valioso porque eu não tinha essa experiência e tive que aprender sobre o trânsito na raça. Acredito muito nesse compartilhamento em que você usa suas dores e seus traumas para alertar as pessoas que a vida vale mais. Vamos respeitar o próximo! Foi incrível e carrego até hoje o sentimento de que estamos plantando um mundo melhor." (Paciente vítima de acidente de moto)

Palavra da coordenadora

"O projeto "Sua Vida Vale Mais Sem Vacilo" está alinhado aos propósitos do IMREA em ser um agente transformador da sociedade. Devido seu caráter prático, o participante vive na pele as limitações e desafios da pessoa com deficiência desencadeando reflexões sobre a sua própria vulnerabilidade. O valor do projeto é que ele provoca de forma contundente a necessidade de mudança de comportamento. A pessoa que participa das atividades propostas sai delas modificada. Não tem como não sair. É uma experiência impactante que muda atitudes, que se tornam exemplos e influenciam outras pessoas, criando um ciclo virtuoso e uma sociedade mais inclusiva." (Júnia Galvão Ammirati, 2022)

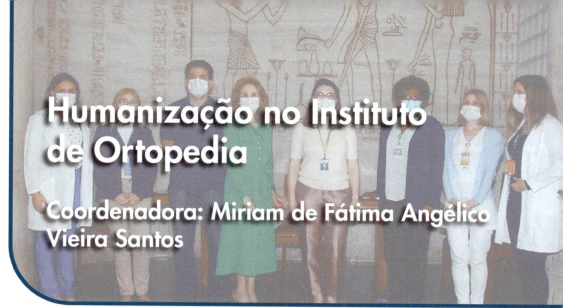

Humanização no Instituto de Ortopedia

Coordenadora: Miriam de Fátima Angélico Vieira Santos

Projeto Terapia antimicrobiana parenteral ambulatorial (OPAT).
Fotos: IOT.

O Instituto de Ortopedia e Traumatologia do HCFMUSP iniciou suas atividades em 1951 e foi inaugurado em 1953. Inicialmente foi criado para atender os pacientes com sequelas de poliomielite e posteriormente passou a atender os pacientes ortopédicos de alta complexidade. Os pacientes são encaminhados pelo CROSS (Central de Regulação de Oferta de Serviços de Saúde) e podem ser atendidos no pronto-socorro, nos ambulatórios com os grupos especializados, ou no centro cirúrgico. O Instituto também conta com uma oficina ortopédica, onde realiza a dispensação de órteses e próteses.

São 143 leitos instalados, dos quais 101 operacionais. Segundo o Relatório de Atividades da Fundação Faculdade de Medicina (FFM), no IOT, em 2021, foram realizadas 3.490 internações, 3.321 cirurgias, 13.598 atendimentos de urgência e emergência, 38.718 consultas ambulatoriais, 47.346 exames de imagem e 132.988 exames laboratoriais, totalizando 239.461 procedimentos assistenciais.

No biênio 2020-2021, o IOT somou 947 colaboradores.

A Equipe de Humanização do IOT

O Grupo de Trabalho de Humanização do IOT foi criado em 2002. Atua no formato de comissão, sendo composto por profissionais de diversas áreas, como administração, psicologia do trabalho, serviço social e relações públicas. O GTH mapeia ações de humanização no instituto e elabora relatórios para análise das ações. Além disso, realiza atividades de arrecadação de fundos para projetos de humanização.

Um projeto de destaque do IOT – Terapia antimicrobiana parenteral ambulatorial (OPAT)

Autoria: Profa. Dra. Ana Lucia Lei Munhoz Lima, Dra. Priscila Rosalba Domingos de Oliveira e Dr. Vladimir Cordeiro de Carvalho, Assistente Social Kátia Campos dos Anjos e Enfermeira Juliana Martins de Freitas

A gênese da OPAT (*Outpatient Parenteral Antimicrobial Therapy*) ocorreu na década de 1970 nos Estados Unidos, a princípio para crianças com infecções pulmonares recorrentes que frequentemente eram hospitalizadas.

No IOT, conforme conceito bem fundamentado na literatura nacional e internacional, o projeto de desospitalização para terapia antimicrobiana parenteral ambulatorial foi desenvolvido no final da década de 1990, visando os pacientes com infecções osteoarticulares que necessitavam de antibioticoterapia de longa duração por via endovenosa.

Antes desse projeto de desospitalização, utilizava-se o Hospital Auxiliar de Suzano para internação prolongada de pacientes para terapia antimicrobiana que perdurasse até 6 meses, o que os privava de sua vida pessoal, familiar e profissional, além do alto custo para o sistema público de saúde. Ainda, como alternativa à internação prolongada, havia sido criado um Hospital-Dia nas dependências do IOT para diminuir a necessidade de tais internações. Porém, percebeu-se muitas dificuldades para deslocamento diário de pacientes ortopédicos devidos às suas condições de mobilidade.

Embora a forma de administração do medicamento a tais pacientes seja o PICC (Cateter Central de Inserção Periférica), que só pode ser manipulado por um profissional habilitado, a tendência mundial é de desospitalização dos pacientes para receber o antibiótico parenteral em serviço ambulatorial. Seguindo essa tendência, em 2013, criou-se o projeto de OPAT-IOT em uma parceria da Secretaria Municipal de Saúde de São Paulo e o IOT, dando início a um projeto piloto na região sul da cidade. Duas pessoas foram muito importantes para que o projeto se concretizasse: o médico Dr. Edmir Peralta e a enfermeira Marisa Beraldo, ambos da Secretaria Municipal de Saúde.

O objetivo do projeto era realizar a transição de cuidados da internação hospitalar para o atendimento ambulatorial na rede pública de saúde do município na fase de ministração parenteral de antibiótico, mediante capacitação dos profissionais da rede municipal sobre os conceitos da OPAT, a manipulação de antibióticos de uso parenteral, o uso do cateter tipo PICC, e a forma preferencial de acesso venoso para tal modalidade de tratamento.

Seguindo a fase piloto, o programa se expandiu para toda a cidade de São Paulo e, quando solicitado, para outros municípios ou estados. Para a implantação da OPAT foi realizada a articulação formal do IOT com a Secretaria Municipal de Saúde local, estabelecendo-se o acordo de cooperação mútua, e a criação de um grupo de gestão do projeto.

O projeto atualmente envolve uma equipe multiprofissional, composta por assistentes sociais, enfermeiros, farmacêuticos, médicos infectologistas e ortopedistas e a Secretaria

Municipal de Saúde de São Paulo. No momento da sua implantação, foi realizado um treinamento para mais de quatrocentos profissionais da secretaria municipal, entre eles, assistentes sociais, enfermeiros e médicos.

Esse foi o primeiro serviço de OPAT, no âmbito do SUS no Brasil, sendo a equipe da Infectologia do IOT líder da "Diretriz Brasileira de Antibioticoterapia Parenteral Ambulatorial, da Sociedade Brasileira de Infectologia".

É bom destacar que a desospitalização para OPAT não significa alta médica, e sim alta hospitalar. O paciente permanece vinculado ao serviço, porém fazendo tratamento extra hospitalar em parceria com unidades assistenciais da rede SUS (Sistema Único de Saúde).

Foi criado um fluxo para o atendimento aos pacientes elegíveis para este serviço envolvendo equipes do IOT e da Secretaria Municipal de Saúde. O primeiro passo da desospitalização é a indicação médica. Todas as visitas ao leito no IOT são multidisciplinares, de forma que, quando se avalia que um paciente necessitará de terapia antimicrobiana prolongada, o enfermeiro já programa a passagem do PICC e o assistente social avalia a organização e retaguarda sociofamiliar, visando o processo de alta do paciente e a aderência ao tratamento, além de identificar o equipamento de saúde da rede, seja Unidade Básica de Saúde, Unidade de Pronto Atendimento, Ambulatório Médico Assistencial, Atendimento Domiciliar entre outros.

As orientações para a rede são inseridas em formulário próprio, constando informações médicas, sociais e de enfermagem, incluindo a diluição do medicamento (para que não haja dúvida ou dificuldade na administração). Na hipótese de não haver profissional habilitado para a manipulação do PICC na Rede, o Serviço de Educação Permanente do IOT realiza treinamentos para capacitação de enfermeiros.

Os antibióticos são fornecidos pelo IOT em cotas aos pacientes e são agendados consultas e exames para avaliação e seguimento ambulatorial. Após a alta hospitalar e início do atendimento na rede de Saúde, os pacientes são acompanhados semanalmente pela equipe de enfermagem para manutenção do cateter. Essa parceria traz segurança à rede municipal de saúde, porque nos casos de ausência e dificuldades de aderência ao tratamento, a própria unidade de saúde entra em contato com o IOT, informando a intercorrência para, em conjunto, estabelecer planos de ação e evitar reinternações. Para dar suporte aos pacientes e às equipes de saúde, há um telefone de contato do Pronto-Socorro e do Serviço Social do IOT com funcionamento 24 horas.

Trata-se, portanto, de um programa complexo, que exige responsabilidade e compromisso das equipes, paciente e família envolvidas no processo de desospitalização com OPAT, incluindo a contrarreferência ao Pronto-Socorro do IOT nos casos de eventos adversos.

Quase dez anos depois, o projeto possui fluxos bem estabelecidos, pouquíssimos eventos adversos e abandono do tratamento. Entre 2013 e 2022 foram realizadas mais de seiscentas desospitalizações, com índice de desempenho satisfatório entre 60 a 90% dos casos, e o treinamento de mais de oitocentos enfermeiros.

Esse sucesso só foi possível graças à dedicação de todos os envolvidos e ao apoio prestado pelas lideranças da Subcomissão de Controle de Infecção Hospitalar, Serviço Social, Divisão de Enfermagem, Diretoria Clínica e Diretoria Executiva do IOT.

Palavra da coordenadora

"Este programa está totalmente alinhado aos princípios e diretrizes da Política Nacional de Humanização, pois possibilita o trabalho em rede, a capacitação dos profissionais, otimiza leitos de um hospital de alta complexidade e proporciona o protagonismo do paciente ao participar das decisões do seu próprio tratamento.
Como facilitadora do projeto, eu acredito que essa parceria fortalece o SUS enquanto política pública, podendo ser disseminada para outros serviços de saúde." (Miriam de Fátima Angélico Vieira Santos, 2022)

Referências Bibliográficas

1. Oliveira PR, et al. Recommendations for outpatient parenteral antimicrobial therapy in Brazil. Brazilian Journal of Infectious Diseases [online]. 2017, v. 21, n. 6, pp. 648-55.

2. Fundação Faculdade de Medicina. Relatório de Atividades 2021. FFM, 2021. Disponível em: http://extranet.ffm.br/Relatorios/relatorios/RelatorioAnual2021.

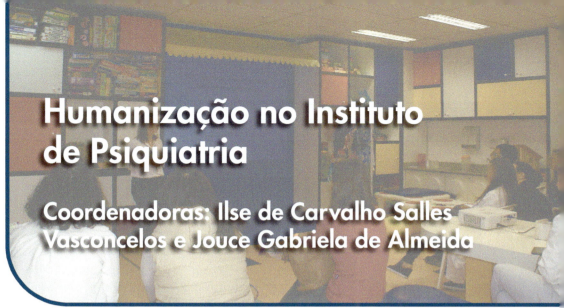

Humanização no Instituto de Psiquiatria

Coordenadoras: Ilse de Carvalho Salles Vasconcelos e Jouce Gabriela de Almeida

Projeto IPq Portas Abertas.
Fotos: IPq.

O Instituto de Psiquiatria (IPq) foi inaugurado em 1952 e foi totalmente reformado e reestruturado entre os anos 2000 e 2006. É um hospital de nível terciário e quaternário, voltado ao atendimento de alta complexidade, considerado o maior e mais bem equipado centro de sua especialidade no Brasil, e um dos maiores e melhores hospitais universitários psiquiátricos da América Latina.

Durante sua trajetória, vem combinando ciência e sensibilidade para oferecer excelência no ensino, pesquisa e assistência, em conjunto com o Departamento de Psiquiatria da Faculdade de Medicina da Universidade de São Paulo. É pioneiro na estruturação de programas e serviços especializados, capacitado para atender de forma completa e integral aos mais diversos transtornos neuropsiquiátricos em crianças e adolescentes, adultos e pacientes geriátricos.

Seu quadro funcional conta com quinhentos e sete colaboradores. No biênio 2020 e 2021, realizou 877 internações, 56 cirurgias, 58.358 consultas ambulatoriais e 3501 exames de imagem.

A Equipe de Humanização do IPq

O Grupo de Trabalho de Humanização do IPq foi criado em junho de 2010. O GTH, em parceria com diversas áreas do instituto, mapeia ações de humanização e elabora relatórios para análise delas.

Um projeto de destaque do IPq – IPq portas abertas

Autoria: Prof. Dr. Wagner Farid Gattaz

A ideia do "IPq Portas Abertas" foi inspirada pelo programa "Dia das Portas Abertas" do Hospital Universitário de Heidelberg, na Alemanha, onde o Prof. Dr. Wagner Gattaz, professor titular da FMUSP, trabalhou.

A necessidade de um projeto dessa natureza decorreu da observação de que, na sociedade, há ainda muito preconceito em relação à psiquiatria. Várias pesquisas no Brasil constataram a existência de estigma contra a especialidade, seus doentes e contra os próprios psiquiatras. Por outro lado, observou-se que quanto maior for o contato das pessoas com hospitais psiquiátricos e com a doença mental, menor será o preconceito. Assim, com o objetivo de trazer a sociedade para dentro do Instituto e apresentar-lhe a psiquiatria e o cuidado em saúde mental por seus especialistas, foi desenvolvido um projeto no qual, uma vez ao ano, abrem-se as portas do Instituto e convida-se a sociedade para conhece-lo.

A primeira edição do IPq Portas Abertas foi em 2012, no aniversário de 60 anos do Instituto. Neste ano, realizaram-se trinta e duas palestras para seiscentos inscritos. No ano de 2019, foram duzentas e quarenta palestras para três mil e novecentas pessoas inscritas. Os temas elencados não envolvem políticas de saúde mental, mas sim os transtornos mentais e seu tratamento no formato de aulas básicas para a população leiga.

O público-alvo do projeto é a sociedade de uma maneira geral, incluindo pacientes do IPq, seus cuidadores e familiares. Atrai também professores da rede primária, graduandos, psicólogos e outros profissionais da área da saúde geral e mental.

Desde 2018, agregou-se ao dia uma homenagem de premiação aos profissionais de excelência no instituto, e uma medalha de mérito para uma personalidade externa. A medalha de mérito foi instituída pelo Conselho Diretor do IPq em 2009, com o objetivo de homenagear pessoas e, ou, entidades que prestam serviços relevantes à psiquiatria, ao paciente psiquiátrico ou ao hospital. A entrega é anual e acontece na abertura do evento "IPq Portas Abertas". Em 2020, em razão da pandemia, o evento foi cancelado, mas se manteve a outorga da medalha.

Por ser um programa de grande porte, sua organização necessita de bastante tempo. O evento ocorre no mês de setembro, mas geralmente o planejamento inicia em fevereiro, e envolve o convite a cada palestrante, a reserva de salas para as palestras, a organização do time que vai receber os visitantes e orientá-los dentro do Instituto, e várias outras providências necessárias. No dia do evento, ocorrem palestras simultâneas em vários espaços e a permanência de grande número de pessoas externas ao Instituto, o que requer planejamento logístico cuidadoso. Nesse dia, todo o Instituto fica envolvido no projeto. Em média, quatrocentos a quinhentos profissionais, entre palestrantes e demais profissionais, atuam no seu desenvolvimento. Todos os palestrantes são profissionais do Instituto, que demonstram sempre muita vontade de participar. Todas as áreas do Instituto são convidadas a participar e apresentar ao público seu trabalho.

Durante o evento, o hospital continua funcionando normalmente.

Palavras das coordenadoras

"O IPq abre suas portas para mostrar à população quem somos, como atendemos. O nosso trabalho é aberto ao público como a melhor forma de combater o estigma relacionado ao transtorno mental." (Jouce de Almeida, 2022)

"Praticar a humanização é cuidar do outro na sua essência. É enxergar suas necessidades e fragilidades e acolhê-lo para que se sinta mais seguro, se fortaleça e vença as suas adversidades." (Ilse Vasconcelos, 2022)

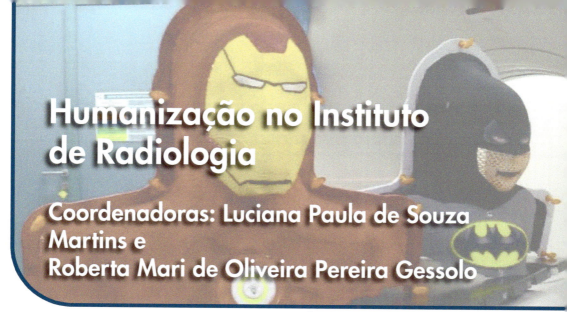

Humanização no Instituto de Radiologia

Coordenadoras: Luciana Paula de Souza Martins e Roberta Mari de Oliveira Pereira Gessolo

Projeto Humanização em Radioterapia Pediátrica.
Fotos: Medicina S.A.

Criado através do decreto nº 39.469, em 04 de novembro de 1994, com a missão de promover o conhecimento científico, por meio das atividades de ensino, pesquisa, formação e capacitação de recursos humanos, prestação de serviços de atenção à saúde e tratamento na área de diagnóstico por imagem e oncologia terapêutica. O InRad concentra no HCFMUSP os mais modernos recursos diagnósticos e terapêuticos por imagem direcionados ao atendimento de pacientes ambulatoriais e internados nas modalidades de radiologia, medicina nuclear, radiologia intervencionista e radioterapia, sendo um centro de excelência e referência nacional e internacional.

A Equipe de Humanização do InRad

O Grupo de Trabalho de Humanização do InRad foi formado em 2009, atuando na forma de comissão que conta com a participação multiprofissional de assistentes de direção, enfermeiros, técnicos de radiologia, oficiais administrativos. Contando com a colaboração das diversas áreas, o grupo mapeia ações de humanização e elabora relatórios para análise das ações.

Um projeto de destaque do InRad – Humanização em radioterapia pediátrica

Autoria: Robson Luiz de Souza e Kátia Brito de Araújo
Apoiadores: Herbeni Cardoso Gomes e Heloisa de Andrade Carvalho

O projeto foi desenvolvido em 2018 devido à dificuldade de adesão dos pacientes pediátricos ao tratamento de radioterapia. Para a realização do tratamento de radioterapia nas regiões de cabeça e pescoço, é necessário a utilização de uma máscara, e estas são desconfortáveis ao uso infantil. Por essa dificuldade, todos os procedimentos são definidos e prescritos com uso de anestesia e sedação. Entretanto, a sedação é motivo de resistência por parte das crianças, sendo muitas vezes necessário duas ou três pessoas para auxiliar na realização da sedação. Cada sessão tem duração média de 12 minutos, mas, caso necessite de sedação, pode levar até 50 minutos. Uma vez que esse tratamento tem duração de 30 dias, serão 30 dias de sedação e suas dificuldades.

Diante dessa situação, o tecnólogo de radiologia Robson Luiz teve a ideia de trazer para o InRad uma ação observada em hospitais dos Estados Unidos, cujas pesquisas a ela relacionadas foram publicadas em revistas científicas, que consiste na utilização de máscaras personalizadas e atividades lúdicas durante o procedimento que melhoram a adesão do uso de máscaras por crianças.

Após estudo da proposta com a equipe de humanização, adaptou-se a ideia ao contexto do HC e criou-se o projeto, envolvendo profissionais as seguintes equipes da radioterapia junto com o GTH: médicos, anestesistas, técnicos, profissionais da física, assistentes sociais, e coordenadores da radioterapia.

O projeto criado se destina a crianças que devem passar por tratamento de radioterapia nas regiões de cabeça e pescoço e outras regiões de tratamento, e tem o objetivo de reduzir ou suspender o uso de anestesia e sedação durante o tratamento por meio de um melhor acolhimento dos pacientes e da relação entre profissional, paciente e familiar no ambiente hospitalar durante a condução do tratamento.

No primeiro dia de atendimento, quando é realizada a tomografia de planejamento do tratamento, a criança escolhe o personagem de sua preferência e já recebe a fantasia para levar para casa. Em outras instituições, as próprias crianças pintavam suas máscaras, mas aqui observou-se que o paciente demorava cerca de duas horas para a conclusão da pintura. Como não tínhamos esse tempo disponível, optou-se por se fazer o molde da máscara com o paciente e, depois, o Robson fazer a pintura e a entrega dela no primeiro dia de radioterapia.

Ao retornar para a primeira sessão, cerca de sete dias depois do primeiro atendimento, a criança traz a fantasia e recebe a máscara do personagem escolhido, criada pelo Robson nesse intervalo de tempo. A criança já fantasiada, vai da sala de enfermagem até a sala de tratamento em um carrinho elétrico doado ao InRad para esse projeto.

Há também uma sala com um videogame, onde as crianças que chegam cedo podem ficar brincando até o horário do tratamento, assim como podem permanecer após, enquanto aguardam o transporte para ir embora.

Uma observação importante é que mesmo as crianças que ainda necessitam da sedação não ficam sem a personalização dos acessórios de imobilização e da fantasia.

Ao final do tratamento, a equipe realiza uma festinha de encerramento logo após o paciente tocar o sino que simboliza o fim do tratamento e o início de uma nova etapa na qual os funcionários também utilizam roupas de personagens. As crianças são então presenteadas com um brinquedo e um Certificado de Coragem, além da máscara que podem levar para a sua casa.

Com o projeto, observou-se uma mudança significativa no uso de sedação, sendo utilizada atualmente apenas em crianças menores de cinco anos.

Palavra da coordenadora

"Entendo que um atendimento humanizado é tão importante quanto investir em bons profissionais, tecnologias de ponta e sistemas de gestão. Esse tipo de atendimento proporciona ao paciente um resultado mais eficaz nos tratamentos, bem como uma melhor forma de cuidar dos profissionais de saúde. Esse projeto além de proporcionar tudo isso, trouxe uma integração, um vínculo, uma confiança entre pacientes e acompanhantes com os profissionais de saúde. Através da forma lúdica do cuidar, os números mostram uma queda importante na quantidade de radioterapias com sedação. As crianças conseguem realizar o tratamento sem medo, com menos angústia e ansiedade. Sem dúvidas essa iniciativa faz toda a diferença na vida de cada uma dessas crianças, de suas famílias e dentro do Instituto de Radiologia do HCFMUSP. Gratidão aos idealizadores desse projeto e por toda equipe, por toda sensibilidade, profissionalismo e amor que desempenham todos os dias."

(Roberta Gessolo, 2022)

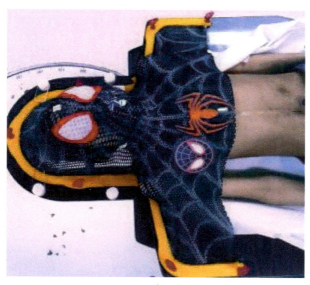

Fotos: Medicina S.A.

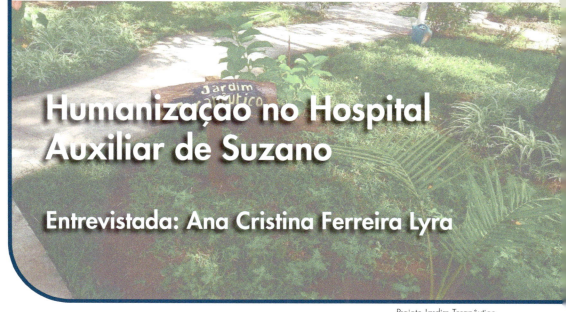

Humanização no Hospital Auxiliar de Suzano

Entrevistada: Ana Cristina Ferreira Lyra

Projeto Jardim Terapêutico.
Fotos: HAS.

Inaugurado em 1960 e localizado no município de Suzano, na região da Grande São Paulo, o Hospital Auxiliar de Suzano (HAS) atuava como retaguarda dos diversos institutos do Sistema FMUSPHC e presta assistência médico-hospitalar especializada em cuidados a pacientes de longa permanência no HC.

As equipes multiprofissionais atendiam adultos e crianças em diferentes estágios das doenças com o objetivo de restabelecer-lhes a capacidade funcional, reduzindo o impacto de várias sequelas dos agravos.

Em 2021, no HAS, foram realizados 4.596 procedimentos assistenciais, entre eles, 128 internações, 20 consultas ambulatoriais, 1.258 exames de imagem e 3.190 exames de laboratório.

A Equipe de Humanização do HAS

Antes da criação da Rede Humaniza FMUSPHC, havia um grupo de colaboradores que já realizava algumas atividades de humanização com caráter mais festivo. Esse grupo, chamado de Arte e Cultura, era formado por enfermeiros, técnicos de enfermagem, fisioterapeutas, fonoaudiólogos e terapeutas ocupacionais.

Em 2012, após a constituição do Núcleo Técnico e Científico de Humanização, foi criado o Grupo Técnico de Humanização do Hospital Auxiliar de Suzano (GTH-HAS), formado por pessoas da equipe multiprofissional, tendo a ouvidora Ana Cristina Ferreira Lyra como coordenadora do grupo. Em 2014, a coordenação do grupo passou para a assistente social Edimiciana Vieira Rocha e, entre 2017 e 2023, ficou sob a responsabilidade de Marta Eloísa Araújo.

Um projeto de destaque do HAS – Jardim terapêutico

Autoria: Dr. Milton Hanashiro

O projeto surgiu da preocupação da equipe de saúde com a permanência excessiva dos pacientes, sobretudo das crianças, no ambiente hospitalar já que a maioria deles era dependente de tecnologia assistencial, como ventilação mecânica e monitorização de sinais vitais, que dificultava sua livre circulação. Os pacientes do HAS permaneciam internados durante um tempo que ia de semanas até anos de internação. Com isso, eles perdiam o contato com a realidade fora da enfermaria, pois eram raros os momentos em que conseguiam ficar fora do hospital. Algumas crianças estavam hospitalizadas há anos, como por exemplo, uma paciente que chegara com um ano de idade e já estava com dezesseis. Essa paciente estava há 15 anos internada e nunca frequentara sua casa.

Assim, em 2016, o Dr. Milton Hanashiro (pediatra do HAS) e sua equipe tiveram a ideia do Jardim Terapêutico, cujo objetivo era tirar as crianças do ambiente hospitalar e lhes proporcionar uma experiência sensorial agradável, em um lugar diferente onde pudessem conviver com os familiares, com as visitas e com os profissionais que cuidavam delas. Envolveram-se no projeto o Grupo Técnico de Humanização, o serviço de conservação, a equipe de jardinagem e toda a equipe multiprofissional que fazia o acompanhamento dos pacientes.

Na época, o hospital contava com um espaço em frente ao prédio principal, porém não era uma área frequentável. Esse ambiente era cercado e não era propriamente um jardim. A reforma do espaço envolveu a construção de calçadas e canteiros transitáveis para cadeiras de rodas, macas e pacientes com mobilidade reduzida. Ao planejar o jardim, houve a preocupação de escolher flores grandes e coloridas, para que pudessem ser facilmente vistas e tocadas, trazendo novas experiências sensoriais aos pacientes.

Devido aos pacientes serem em sua maioria acamados ou com importante restrição de mobilidade, eles dependiam de terceiros para a realização de muitas atividades, entre elas a de frequentar um ambiente fora da área de internação. Para organizar melhor as idas ao jardim, foi feita uma escala que contemplasse a todos, numa frequência de duas a três vezes por semana, com duração média entre trinta minutos e uma hora. Os pacientes eram acompanhados por dois ou três profissionais, entre eles, técnicos de enfermagem, enfermeiros, fisioterapeutas e médicos.

A ambientação com flores coloridas, vegetação diferenciada, bebedouros para atrair pássaros, bancos charmosos, ventilação e iluminação naturais, integrada ao ambiente hospitalar contribuiu para a humanização e acolhimento dos pacientes. Nesse processo, além das equipes da humanização e do voluntariado do hospital, a participação dos jardineiros foi fundamental, em especial do Sr. Antônio José Neves.

Apesar do projeto ter iniciado na pediatria, o espaço não era de uso exclusivo desses pacientes. Os adultos também o utilizavam, tanto os dependentes de cadeiras de rodas e macas, quanto os que tinham mobilidade preservada e conseguiam deambular até o local. Muitos conseguiam realizar atividades terapêuticas, plantando suas flores e atuando na jardinagem em geral. Ademais, o jardim se tornou um lugar de convivência que foi além dos pacientes e começou a ser utilizado como centro de reuniões dos profissionais, sobretudo durante a pandemia de covid-19, quando recomendava-se evitar reuniões em ambientes fechados.

Além de propiciar aos pacientes um ambiente agradável e próximo da natureza que tornava sua permanência mais leve, permitia-lhes tomar sol e permanecer com seus familiares durante um tempo maior, o Dr. Milton Hanashiro observou que o projeto serviu de instrumento para a reabilitação dos pacientes, estimulando-lhes os sentidos afetados pela deficiência e o desenvolvimento físico e mental.

Outro resultado importante foi que os próprios funcionários passaram a frequentar o Jardim Terapêutico, nele encontrando um ambiente de maior convivência e relaxamento, diferente da rotina árdua de um hospital de longa permanência.

Palavra do Dr. Milton

"A humanização na assistência à saúde expressa a mais elevada atitude de respeito à pessoa: cuide do paciente como você mesmo gostaria de ser cuidado."
(Milton Hanashiro, 2022)

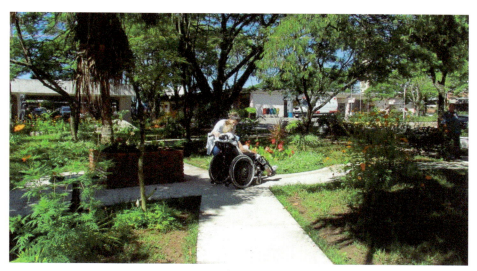

Projeto Jardim Terapêutico.
Fotos: HAS.

Referência Bibliográfica

1. Fundação Faculdade de Medicina. Relatório de Atividades 2021. FFM, 2022. Disponível em: http://ffm.br/ffm/conteudo/relatorios/RelatorioAnual2021.pdf.

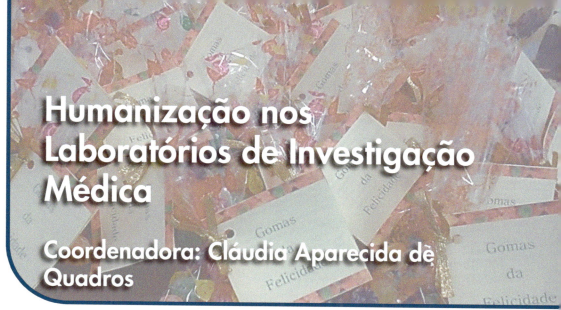

Humanização nos Laboratórios de Investigação Médica

Coordenadora: Cláudia Aparecida de Quadros

Projeto Confecção de Lembranças.
Fotos: LIM.

O Hospital das Clínicas da Faculdade de Medicina da Universidade de São Paulo (HCFMUSP) é uma autarquia estadual, cujos fins são o ensino, a pesquisa e a prestação de serviços de saúde à comunidade. Dentre as várias unidades de que compõem o Hospital das Clínicas, encontram-se os Laboratórios de Investigação Médica (LIM). Os LIMs foram criados em decorrência da reforma universitária de 1969 (Lei de Diretrizes e Bases da Educação Nacional), implantada em 1970, que agrupou os departamentos de ciências básicas das escolas profissionalizantes em institutos específicos. Para que a pesquisa básica fosse mantida no HCFMUSP, celebrou-se um convênio entre o Hospital das Clínicas e a Faculdade de Medicina (Processo RUSP 18524/75), na gestão do Prof. Dr. Carlos da Silva Lacaz, com o qual os laboratórios de pesquisa passaram a ocupar área física da Faculdade e a receber materiais e recursos humanos do Hospital. O convênio perdurou até a publicação do Decreto 9720 de 20 de abril de 1977, que aprovou o Regulamento do Hospital das Clínicas FMUSP, incorporando os Laboratórios de Investigação Médica.

Os LIMs constituem-se de sessenta e seis unidades laboratoriais vinculadas aos departamentos da FMUSP, e têm como principais funções: desenvolver pesquisa científica, padronizar novas técnicas e métodos de diagnóstico, promover a formação de pesquisadores em pesquisa básica e aplicada, servir de campo de ensino e treinamento de estudantes de nível superior relacionados com as ciências da saúde, servir de campo de desenvolvimento e treinamento para profissionais de saúde e realizar cursos no campo da medicina e da saúde. Duzentos e oitenta funcionários trabalham nos LIMs.

A Equipe de Humanização dos LIM

O Grupo de Trabalho em Humanização (GTH) dos LIM atua desde 2012. Muitas pessoas já o integraram e deixaram sua contribuição. Atualmente, o grupo é formado pelos participantes do Comitê Gerencial, do qual fazem parte gerentes e chefes de área, sendo estas pessoas responsáveis pelas ações de humanização. A operacionalização das ações conta com a participação dos funcionários da DIREX-LIM.

Um projeto de destaque dos LIMs – Confecção de lembranças

Já que o LIM é um instituto de pesquisa sem assistência direta ao paciente e o seu bem maior é quem nele trabalha, a humanização está voltada ao colaborador. Com o objetivo de comemorar datas consideradas especiais, como aniversários, carnaval, dia internacional da mulher, Páscoa, dia das mães, dia dos pais, dia das crianças e Natal, o grupo de humanização constituiu uma ação de envolvimento de funcionários na confecção e distribuição de lembranças dessas datas, que são recordadas quanto ao significado da comemoração.

Os materiais são subsidiados pelo Comitê Gerencial, mediante contribuição voluntária dos gestores com um valor mensal, e todos os funcionários da Diretoria Executiva auxiliam na produção das lembrancinhas, incluindo moldagem, corte, colagem, e confecção geral dos artesanatos.

A maioria dos presentes é feita com EVA (Etileno Acetato de Vinila), como porta caneta, porta bombom, chaveiro, porta retrato, entre outros, e normalmente, acompanham bombons, balas, biscoitos ou outras guloseimas. Quem tem maior afinidade com desenho fica responsável pela criação – na maioria das vezes assumida pela auxiliar de serviços Gercione de Carvalho – e os demais colaboradores auxiliam nas outras tarefas, utilizando de momentos de intervalos no período de trabalho para a produção.

Todos os duzentos e oitenta funcionários recebem as lembranças em algum momento, como forma de atenção e cortesia da equipe de humanização para com os colaboradores dos LIM. Muitos colaboradores se sentem prestigiados por essa ação de humanização, como manifestou uma colaboradora no seguinte depoimento:

> *"Quero agradecer àqueles que, de alguma forma, enaltecem o nosso dia enviando esses mimos singelos, mas feitos com muita dedicação. Essa atitude demonstra o coleguismo desses colaboradores e o prazer em transmitir seu carinho ao outro, lembrando-nos que, em alguns momentos e de alguma maneira, tem alguém ali contando com a gente."* (Colaboradora do LIM 40)

Palavra da coordenadora

"Trabalhar humanização em uma organização significa pensar em grupo, atuar no conceito das diferenças, crescer na diversidade de conhecimento, ser humilde na concordância das discussões e ter claro o conceito, que humanizar é agregar, acolher, entender o outro, respeitar.
Um de seus desafios é discutir criticamente sobre nossa capacidade de atuação, o que podemos fazer, quanto podemos fazer, a quem conseguimos fazer e o que temos, em termos, de recursos humanos, financeiros e estruturais." (Cláudia Quadros, 2022)

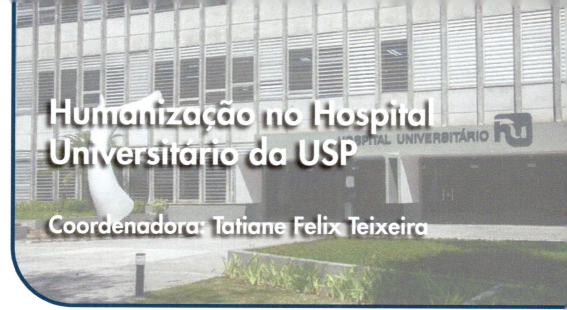

Humanização no Hospital Universitário da USP

Coordenadora: Tatiane Felix Teixeira

Hospital Universitário (HU) da USP.
Foto: Estadão.

O Hospital Universitário da Universidade de São Paulo, inaugurado em 1981, foi idealizado para ser um local de ensino em saúde com estratégias de integração teórico-prática de diferentes áreas da saúde. Desde seu início, contou com um conselho deliberativo formado pelos diretores das seis escolas de saúde do Campus USP da Capital: Faculdade de Medicina, Escola de Enfermagem, Faculdade de Ciências Farmacêuticas, Faculdade de Odontologia, Instituto de Psicologia e Faculdade de Saúde Pública.

Além de sua importante função assistencial, o Hospital Universitário tem como missão desenvolver atividades de ensino e pesquisa na área da saúde e assistência hospitalar, com a participação das unidades de ensino em saúde da Universidade de São Paulo e, mais recentemente, de outras unidades, tais como: Escola de Artes, Ciências e Humanidades (EACH), Faculdade de Arquitetura e Urbanismo (FAU), Faculdade de Filosofia, Letras e Ciências Humanas (FFLCH), Instituto de Matemática e Estatística (IME), Faculdade de Direito (FD), Escola Politécnica (Poli) e Faculdade de Medicina Veterinária e Zootecnia (FMVZ).

Como uma unidade hospitalar de nível secundário, é uma importante referência para o atendimento hospitalar e ambulatorial de média complexidade, integrando a Rede de Atenção à Saúde do SUS. Em média, anualmente, recebe cerca de 2.500 alunos em seus programas de estágio, residência e pós-graduação e produz cerca de 400 pesquisas. Com 1.375 funcionários, ao longo do ano de 2022, prestou mais de 536.355 atendimentos de urgência-e-mergência, consultas ambulatoriais, cirurgias, partos, internações e exames.

A Humanização no HU-USP

A humanização é um dos pilares da gestão que busca implementar, por meio de ações e projetos, mudanças no modelo de gestão, na assistência prestada aos pacientes e familiares, no ensino e na articulação com as demais unidades de ensino da USP, bem como com diferentes equipamentos e serviços de saúde que compõem a rede de atenção do SUS.

O Serviço de Humanização, vinculado diretamente à Superintendência, tem se estruturado ao longo dos anos e realizado ações voltadas aos pacientes e suas famílias, trabalhadores, alunos e residentes, contando com a participação de diferentes profissionais, de acordo com a temática desenvolvida. Algumas das atividades se consolidaram em programas, como o Programa Cuidado, Arte, Cultura e Sustentabilidade, que possui um cronograma pré-estabelecido de atividades realizadas ao longo do ano.

Um projeto de destaque do HU – RECORE (RElaxamento – COnexão – REssignificação)

Autoria: Instituto Visão Futuro em parceria com o Serviço de Humanização do HU.

Em 2018, partindo do princípio de que cuidar do cuidador pode beneficiar além do próprio profissional também o usuário que recebe sua atenção no serviço de saúde, o Serviço de Humanização voltou-se para ações de qualidade de vida para o colaborador.

Com o apoio da Superintendência do Hospital Universitário e em parceria com o Instituto Visão Futuro – entidade que tem um convênio de colaboração acadêmica junto ao Hospital Universitário – foi elaborado um programa de atividades com foco no gerenciamento do estresse, no qual se ensina teoria e prática de saúde mente-corpo. Denominado RECORE, o programa foi desenvolvido em módulos com conteúdo teórico e prático que abordam causas, sintomas e gerenciamento do estresse, incluindo comunicação interpessoal, equilíbrio emocional, técnicas de respiração, relaxamento, massagem e meditação.

O RECORE foi dividido em três etapas, cada uma com dois encontros, abordando os temas: RElaxamento, COnexão e REssignificação. Na primeira etapa, os profissionais aprenderam técnicas de respiração e relaxamento. Na etapa seguinte, estimulou-se a realização de atividades entre os profissionais, como trocas e comunicação empática para o estímulo da conexão. Na terceira etapa, os participantes realizaram atividades que tinham por objetivo entrar em contato com as suas histórias de vida, o propósito do trabalho e da escolha profissional, recuperando seu lugar e importância no processo de autocuidado, fortalecendo a união e integração entre as pessoas e promovendo a ressignificação do seu próprio processo de vida.

Após essas etapas, os profissionais interessados em atuar como multiplicadores participaram do processo de capacitação no Instituto Visão Futuro, localizado na cidade de Porangaba – interior de São Paulo. Formados, os profissionais começaram a atuar no hospital como multiplicadores das atividades, levando-as a diversos setores. A atuação ocorria em atividades de quinze minutos, uma vez por semana, consistindo em apresentação de vídeo curto e técnicas de respiração para relaxamento e meditação.

Inicialmente, realizou-se um projeto piloto com os multiplicadores e um pequeno número de funcionários. As atividades eram semanais, com duração de quinze minutos, e foram iniciadas na UTI Neonatal e Pediátrica, Enfermaria Pediátrica e Pronto-Socorro, por serem áreas de risco de *burnout* e das quais os profissionais não conseguem facilmente se ausentar durante a jornada laboral. As atividades, realizadas dentro do ambiente de trabalho, eram abertas aos profissionais que estivessem disponíveis no horário (médicos, enfermeiros, fisioterapeutas, nutricionistas, equipe da higiene, copeiros, etc.). Além das áreas supracitadas, as atividades se estenderam ao espaço do Centro de Vivência para atender outros profissionais do hospital.

Ao final das atividades do RECORE, foram realizadas avaliações que apresentaram resultados bastante positivos, como se observa nos relatos de alguns participantes do programa:

> *"Não imaginava que participar tão rapidinho pudesse trazer uma mudança tão importante, inclusive para a minha saúde."*

> *"Aprendi a lidar com situações de conflito que geram desconforto físico e danos mentais. Consigo usar medidas que aliviam a tensão e nervosismo nessas situações estressantes. Entendi que vivenciamos momentos que tendem a destruir a paciência, causando transtornos gerais. Saber lidar com estas situações foi uma conquista ímpar."*

> *"O impacto que este programa teve em minha vida foi imenso. Tirei meu foco do problema e agora estou focando na solução das coisas. Mentalmente me sinto mais leve, e fisicamente tenho menos dores, muitas vezes causadas pelo estresse."*

> *"Sinto menos ansiedade, menos cansaço, maior capacidade de ouvir os outros, mais atenção, mais propósito na vida, mais dedicação aos que nos rodeiam. O programa me fez refletir o quanto nossa existência é importante para nós mesmos e para a humanidade."*

Palavra da coordenadora

> *"Esse projeto foi de extrema importância para a integração das pessoas e para a melhoria das relações no HU-USP. Um aspecto fundamental para o pleno desenvolvimento da humanização é a inclusão de práticas de cuidado com os profissionais. As atividades do projeto promoveram vínculos solidários e contribuíram significativamente para a valorização dos profissionais." (Tatiane Felix Teixeira, 2022)*

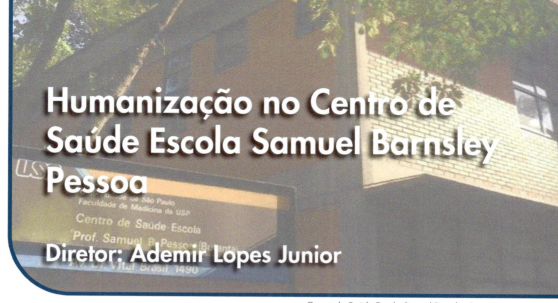

Humanização no Centro de Saúde Escola Samuel Barnsley Pessoa

Diretor: Ademir Lopes Junior

Centro de Saúde Escola Samuel Barnsley Pessoa.
Fotos: USP.

O Centro de Saúde Escola Samuel Barnsley Pessoa (CSEB) foi fundado em 1977, no Butantã, como uma unidade docente-assistencial da Faculdade de Medicina da Universidade de São Paulo, sob a responsabilidade dos Departamentos de Medicina Preventiva, Pediatria, Clínica Médica e Fonoaudiologia, Fisioterapia e Terapia Ocupacional. O Centro é voltado ao ensino e pesquisa na área de atenção primária para alunos da graduação do campo da saúde, residência médica e multiprofissional, além da formação de profissionais de nível técnico e outros já atuando em serviços. Atua em colaboração com o Sistema Único de Saúde (SUS) e é responsável pelo atendimento em uma área de 25 mil habitantes na região do Butantã, englobando dois núcleos descontínuos, com heterogeneidade socioeconômica, demográfica e de condições de saúde e de vulnerabilidade ao adoecimento. Em 2021, o CSEB realizou 3.382 procedimentos ambulatoriais.

Desde a década de 1980, o CSEB participa da proposição dos cuidados integrais à saúde da criança, saúde da mulher, saúde do adolescente, saúde do homem, saúde mental; da Atenção Primária domiciliar; e da atenção à demanda espontânea, contribuindo com a formulação de diretrizes e com o estabelecimento de estratégias nesses campos. O CSEB é ainda referência para procedimentos de enfermagem, como curativos e vacinação. O sistema de informação, o campo da educação em Saúde e cidadania, a área de educação permanente e a vigilância à saúde são outros núcleos de investigação e produção de tecnologias no CSEB.

A Política Nacional de Humanização no CSEB

O CSEB não adotou a estratégia de grupo de trabalho de humanização, optando por seguir as diretrizes da Política Nacional de Humanização (PNH) diretamente na sua gestão. As propostas de gestão e organização das atividades assistenciais e educativas da PNH são deliberadas em duas instâncias: o Grupo Técnico Administrativo (GTA) e o Conselho Gestor. O GTA é formado pelos coordenadores de setores do CSEB, pelos articuladores de linha de cuidado, representantes dos agentes comunitários de saúde e dos técnicos de enfermagem. O Conselho Gestor é formado por representantes dos trabalhadores, gestores, usuários e residentes.

Um projeto de destaque do CSEB – Programa de atenção primária à saúde dos moradores do Conjunto Residencial da Universidade de São Paulo (PAPS CRUSP)

Autoria: Dr. Ademir Lopes Junior, Dra. Simone Rocha Figueiredo, Miriam de Toledo L. Figueiro e Vanessa Silva dos Santos.

A moradia estudantil da USP, conhecida como Conjunto Residencial da Universidade de São Paulo (CRUSP), surgiu no final da década de 70, a partir da ocupação de prédios vazios pela população estudantil. Essas construções haviam sido feitas para servir de alojamento de atletas para os jogos Pan-Americanos de São Paulo, em 1963, e após esse evento, os prédios ficaram abandonados.

No passar dos anos, no CSEB, percebeu-se que havia muitas queixas de saúde desses moradores, principalmente queixas de saúde mental. Em 2016, esse quadro piorou muito, inclusive ocorrendo muitos surtos psicóticos no ambiente da moradia. Em parte, esse aumento foi atribuído à saída de muitos funcionários no Programa de Incentivo à Demissão Voluntária (PIDV) em 2015, incluindo funcionários de portaria, segurança e assistência social. Na visão dos moradores, eles teriam sido esquecidos, ficando sem cuidados, pois acreditariam que as autoridades competentes não olhavam para as dificuldades que vinham enfrentando.

Embora a população do CRUSP tenha bom nível educacional, em geral, são pessoas que vêm de locais distantes e de famílias de baixa renda. Por exemplo, um dos aspectos identificados como causa de sofrimento a essa população era o modo como os alunos chegavam ao CRUSP, com dúvidas sobre ser aceito no conjunto residencial, se haveria vagas ou não, quem seriam as pessoas com as quais compartilhariam os quartos.

A ideia do projeto surgiu da identificação de que a moradia estudantil da USP, apesar de estar dentro da cidade universitária, era um dos territórios mais vulneráveis da região adstrita do CSEB, para o qual seria necessário a criação de um modelo diferenciado de atendimento.

A partir da parceria entre o Centro de Saúde e a Superintendência de Assistência Social da USP (SAS), criou-se o Programa de Atenção Primária à Saúde dos Moradores do Conjunto Residencial da Universidade de São Paulo (PAPS CRUSP).

Tendo em vista, no modelo da atenção primária à saúde, a importância da criação de vínculo entre agentes comunitários e população atendida, surgiu a ideia de capacitar moradores do CRUSP para atuarem como Agentes Universitários de Saúde (AUS) mediante a oferta de bolsas. Formou-se uma equipe composta por oito alunos – cada um responsável por um bloco da residência – que trabalhariam dez horas semanais, fazendo o papel que na estratégia de saúde da família é feito pelo Agente Comunitário de Saúde. Suas atividades seriam: visitas domiciliares para a promoção da saúde por meio de ações educativas; orientação dos moradores sobre serviços de saúde disponíveis; desenvolvimento de ações de integração da equipe de saúde com os moradores, fortalecendo vínculos e constituindo-se em elo entre equipe de saúde e comunidade.

O processo seletivo para a formação dos Agentes Universitários de Saúde ocorreu por meio de entrevistas, após a publicação do edital aos moradores. Foi feita uma classificação considerando-se diversidade sociocultural e estar cursando graduação e pós-graduação. Não se utilizou como critério o curso que faziam, pois entendeu-se que o trabalho não teria relação com esse aspecto.

O PAPS CRUSP atende aos graduandos e pós-graduandos residentes no Conjunto Residencial da Universidade de São Paulo (CRUSP) e tem por objetivo desenvolver ações de acompanhamento, prevenção e promoção da saúde dos moradores do CRUSP por meio da Equipe de Referência em Saúde que atua segundo a Estratégia de Saúde da Família. O programa ainda conta com a atuação das equipes multiprofissionais da SAS, do CSEB e da Faculdade de Medicina, compostas por psicólogos, assistentes sociais, enfermeiros e médicos.

No início do projeto, os agentes universitários de saúde fizeram visitas e estabeleceram vínculos com a população moradora. Após os cadastros, os próprios usuários passaram a buscar o serviço de saúde com a declaração emitida pelo agente para realização da matrícula. Nos casos em que o agente observasse alguma situação de muita gravidade ou vulnerabilidade, eram feitas visitas domiciliares.

Atualmente, a maior parte dos moradores têm autonomia de decidir o melhor momento para procurar o serviço e fazer sua matrícula.

Normalmente, o tempo de espera de agendamento dos atendimentos é entre três e quatro semanas, porém, uma vez por semana o atendimento é aberto a pacientes não agendados. Também há plantões para urgências e emergências, conduzidos por médico e enfermeiro.

Com esse cadastramento e melhora do vínculo, foi possível realizar o levantamento das necessidades gerais e aprofundar a compreensão da problemática dessa população, que começa com a sua inserção no território e chega às questões de infraestrutura, de apoio institucional e de problemas de saúde. Como desdobramento do projeto, foi criado um espaço de discussão que acontece uma vez ao mês, na forma de um foro de articulação da saúde no CRUSP. Participam desse foro o CSEB, a Pró-Reitoria de Inclusão e Pertencimento (PRIP), o ACOLHE (serviço de saúde voltado ao cuidado de membros da Comunidade USP com atenção ao uso de álcool e drogas), o DCE (Diretório Central dos Estudantes), a Associação de Moradores do CRUSP e o COMUNAL (grupo de estudantes articulados durante a pandemia para fazer arrecadações diversas para quem necessita, tais como, suprimentos básicos, produtos de higiene, etc.).

Até 2020, a média de matrículas de moradores do CRUSP no CSEB era de 150 matriculados no ano. Já em 2021, quando começou o projeto, aumentou para 220 e em outubro de 2022 já havia mais de 300 novos matriculados no ano. A constituição da equipe de agentes universitários de saúde aproximou e facilitou o cuidado das pessoas.

Segundo depoimentos desses agentes:

"A aproximação com o pessoal do CRUSP foi muito delicada, devido aos alunos ficarem muito na defensiva, muitas vezes atendendo os AUS apenas gritando de dentro do apartamento ou simplesmente nem abrindo as portas. Porém, as intervenções da equipe de referência e as ações no território fizeram com que os moradores ficassem mais próximos aos agentes de saúde. Atualmente já nos procuram e nos identificam como agente." (AUS e morador do CRUSP)

"Fizemos cerca de 400 cadastros em um território com 1.600 pessoas, mas buscamos sempre ouvir muito as pessoas, para que possamos criar um vínculo, pois acreditamos que esse vínculo é mais importante que a quantidade de cadastros realizados. Antigamente as coisas eram muito complicadas no CRUSP. Tínhamos dificuldades em vários sentidos, mas agora está fluindo mais naturalmente. Como não temos horário fixo para trabalhar, essa flexibilidade também favorece a criação do vínculo com a população." (AUS e morador do CRUSP)

"Antes da criação da equipe, já tinham alguns alunos que passavam no Centro de Saúde, mas a referência era o Hospital Universitário (HU-USP) e o HU tem outra conformação, sem essa perspectiva do acompanhamento e criação de vínculo. Por exemplo, a psiquiatria mudava constantemente e o atendido não conseguia ter um contato mais próximo com as pessoas do próprio hospital, até pela própria estrutura e pelo nível de atenção." (AUS e moradora do CRUSP)

Observou-se a diminuição da demanda de atendimento psicológico de moradores do conjunto, porém também se observou aumento da demanda a outras especialidades da equipe de saúde, conforme o depoimento:

"É interessante pensar em outras estratégias e ações coletivas, por exemplo, no início do projeto, houve um suicídio na moradia e sabemos que esse fato mexeu com todos ao redor. A equipe organizou uma roda de conversa on-line (devido à pandemia), e o que percebemos dessa ação foi que poucas pessoas participaram, porém também tivemos muitos feedbacks positivos sobre a importância de saberem que tinha alguém cuidando e olhando por eles nesses momentos tão difíceis. Não tem chegado aos serviços casos mais graves devido às intervenções que estão ocorrendo através dos próprios agentes." (Psicóloga)

Palavra do diretor do CSEB

"O projeto é uma iniciativa inovadora que busca oferecer cuidado humanizado aos estudantes de graduação e pós-graduação que moram no CRUSP. A presença dos Agentes Universitários de Saúde tem aproximado a comunidade da equipe de saúde, permitindo uma melhor compreensão sobre a dinâmica desse território e de possibilidade de atuação nos determinantes sociais. Apesar de estar dentro da universidade, o CRUSP é um território de alta vulnerabilidade social e com grande sofrimento mental. É comum o sentimento de desespero e solidão. Estudantes, que muitas vezes são os primeiros de suas famílias a chegar ao ensino superior, ao adentrar à universidade, deparam-se com um ambiente pouco acolhedor e solidário. A equipe de saúde do CRUSP, ao pensar suas ações a partir do vínculo, visa fortalecer a rede comunitária e contribuir para que novas vivências e relações mais saudáveis possam ser produzidas nesse território." (Ademir Lopes Júnior, 2022)

Parte 3
O Programa Cuidar de Todos com Humanização na Pandemia em 2020

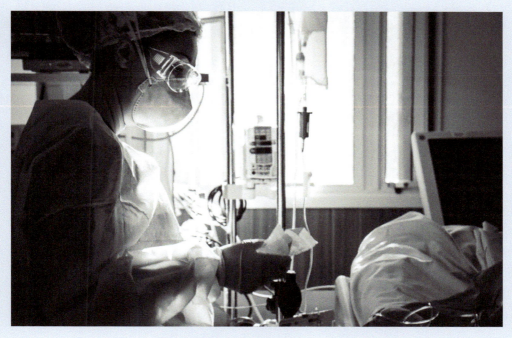

Imagens do cuidado – Registros do combate à covid-19 no Instituto Central do HCFMUSP.
Foto: André François.

Em 24 de janeiro de 2020, quando das primeiras notícias internacionais da pandemia de uma doença oriunda da China[1], no Hospital das Clínicas da Faculdade de Medicina da Universidade de São Paulo (HCFMUSP), foi acionado o Comitê de Crise do hospital para planejar o enfrentamento da crise sanitária prevista. O HC como um todo precisou se organizar para as medidas que se faziam necessárias, e entre as diversas áreas da Diretoria Clínica e da Superintendência envolvidas diretamente no combate à pandemia, o Núcleo de Humanização foi chamado para desenvolver ações de humanização específicas para aquela situação[2].

O Instituto Central (ICHC) seria então transformado em um hospital de atendimento exclusivo a pacientes com covid-19, enquanto local de referência para os casos mais graves. De março a setembro de 2020, o ICHC disponibilizou em torno de 300 leitos de UTI e mais de 500 leitos de enfermaria para o atendimento dos doentes da pandemia. A estruturação do ICHC para o atendimento exclusivo de pacientes com covid-19 foi uma extraordinária realização física e humana que marcou a história do nosso hospital, e o Núcleo de Humanização fez parte dessa história.

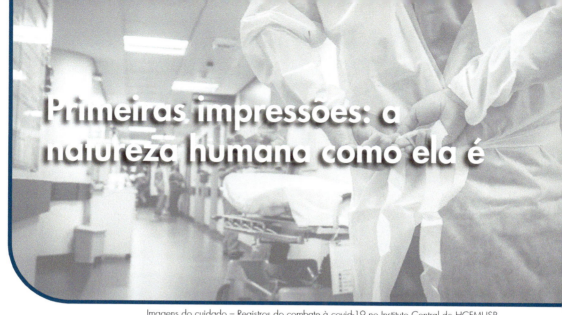

Primeiras impressões: a natureza humana como ela é

Imagens do cuidado – Registros do combate à covid-19 no Instituto Central do HCFMUSP.
Foto: André François.

"Os flagelos, na verdade, são uma coisa comum, mas é difícil acreditar neles quando se abatem sobre nós. Houve no mundo igual número de pestes e de guerras. E contudo, as pestes, assim como as guerras, encontram sempre as pessoas igualmente desprevenidas." (Albert Camus – A Peste)

A primeira tarefa endereçada ao Núcleo de Humanização foi ajudar na criação de equipes de trabalho para atuar no ICHC. Da noite para o dia, era preciso montar equipes e escalas de cobertura de todas as enfermarias e UTIs. Muita gente começou a trabalhar nessa organização e nós do NH ficamos com a incumbência de chamar, cadastrar, classificar e destinar pessoas para compor equipes de trabalho. Muitas pessoas voluntariamente procuravam o HC, oferecendo-se para atuar em algum lugar ou projeto. Algumas delas eram funcionários do HC dos vários institutos, outras eram pessoas de fora que queriam fazer alguma coisa em meio àquela situação mundial de ameaça e de caos.

Em poucos dias conhecemos centenas de pessoas e observamos as mais diferentes reações diante do imenso e obscuro desconhecido que nos afrontava. As reações próprias à espécie – lutar ou fugir – colocavam em evidência os mais diferentes caracteres humanos, suas virtudes e vícios.

Entre os mais novos e os mais velhos, as justificativas para o afastamento do trabalho eram as mesmas: fragilidades de saúde ou fazer parte dos grupos de risco para covid-19. Contudo, nesses grupos, não eram infrequentes as exceções. Certos médicos, que pela idade avançada faziam parte dos grupos de risco e, por isso, tinham sido afastados da linha de frente pelo HC, simplesmente se recusaram a sair de seus postos de trabalho. *"Não me formei médico e trabalhei a vida inteira nessa profissão para agora largar meus pacientes..."* dizia um médico nos seus setenta anos de vida e quarenta de HC.

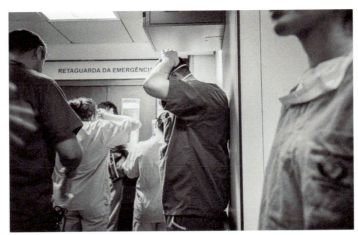

Imagens do cuidado – Registros do combate à covid-19 no Instituto Central do HCFMUSP.
Foto: André François.

Profissionais que não haviam sido prontamente chamados para assumir a linha de frente também nos procuravam colocando-se à disposição para o trabalho. Entre vários, recebemos um e-mail de um médico que nos dizia que havia conversado bastante com a esposa e os filhos e decidira se voluntariar para a linha de frente pois ele e sua família entendiam que esse era o seu dever; e que estariam todos unidos a ele para lhe dar força e sustentação em sua missão. Em mais uma dessas ocasiões de encontro com pessoas que estão muito além desses nossos sombrios tempos egoístas, um médico contou que há alguns dias não conseguia dormir porque acordava à noite profundamente angustiado com a sensação de estar sufocado. Conversando com sua esposa, percebeu que seu sofrimento era devido a estar fora do HC, o hospital-escola em que estudou e aprendeu a ser médico. Esse médico veio trabalhar em uma das unidades de terapia intensiva do HC.

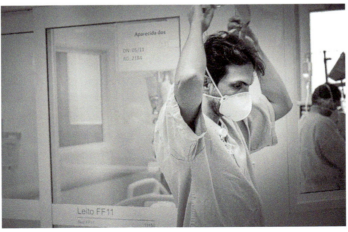

Imagens do cuidado – Registros do combate à covid-19 no Instituto Central do HCFMUSP.
Foto: André François.

Entre muitas e muitas histórias dessa envergadura, testemunhamos a natureza humana em ação. Para cada um que ficou na frente da tela do computador da sua casa, muitos outros permaneceram juntos no ICHC, vivendo uma situação que chamava à união, à solidariedade e à expressão de valores humanos. Entre esses valores, naquele momento, era preciso coragem e força; não as dos super-heróis, mas a coragem e a força humana como elas são: com algum medo, com muitas dúvidas, com um tanto de fé.

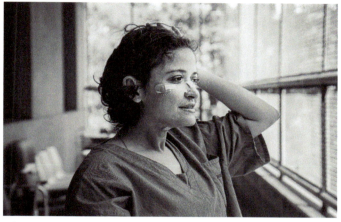

Imagens do cuidado – Registros do combate à covid-19 no Instituto Central do HCFMUSP.
Foto: André François.

Em abril de 2020, o ICHC estava lotado de pacientes graves da primeira e devastadora onda de covid-19. Devido às medidas sanitárias, os pacientes não podiam ficar acompanhados de seus familiares, nem deles receber visitas. Muitos pacientes chegavam transferidos de outros hospitais sem que seus familiares soubessem de seu paradeiro. Os pacientes ficavam em isolamento total, longe de todos. Alguns morriam sem se despedir de suas famílias. O cenário era de muita dor, desamparo e solidão. A tristeza de nossos pacientes nos atingia profundamente.

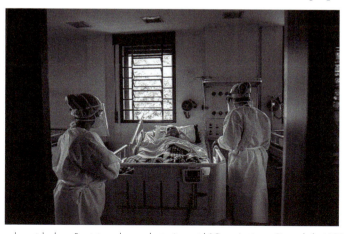

Imagens do cuidado – Registros do combate à covid-19 no Instituto Central do HCFMUSP.
Foto: André François.

As equipes trabalhavam exaustivamente. Horas e horas na assistência direta aos pacientes, mas também no estudo dos casos, na revisão de literatura, na discussão de técnicas e tecnologias, na tomada de decisão sempre difícil e exigente da razão e emoção sob controle da prudência. Cada um na sua tarefa, dando o máximo de si, tudo acontecendo ao mesmo tempo em um presente contínuo que não admitia olhar para o passado e não se abria para o futuro. Um presente exaustivo que sustentávamos dando apoio uns aos outros em tempo integral.

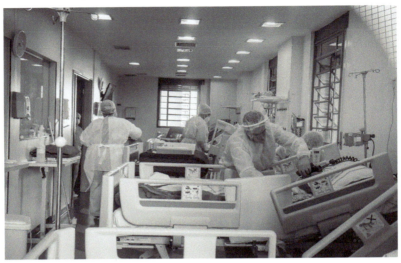

Imagens do cuidado – Registros do combate à covid-19 no Instituto Central do HCFMUSP.
Foto: André François.

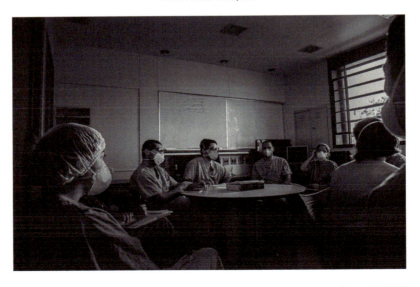

Imagens do cuidado – Registros do combate à covid-19 no Instituto Central do HCFMUSP.
Foto: André François.

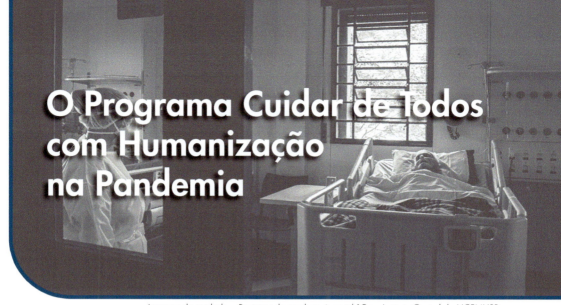

O Programa Cuidar de Todos com Humanização na Pandemia

Imagens do cuidado – Registros do combate à covid-19 no Instituto Central do HCFMUSP.

Foto: André François

Ao mesmo tempo que acompanhávamos as equipes, organizando grupos, levando informações presenciais aos setores, orientando o uso de EPI (equipamento de proteção individual), no Núcleo de Humanização, em meio a muitos e simultâneos acontecimentos, criamos o programa Cuidar de Todos, conjunto de ações de humanização, envolvendo colaboradores do HC, alunos e ex-alunos da Faculdade de Medicina e voluntários externos (pessoas de qualquer procedência dispostas a prestar serviço voluntário no HC) em iniciativas e linhas de trabalho assistenciais, administrativas e de apoio para o enfrentamento da pandemia de SARS-CoV2.

Em muito pouco tempo, colocamos várias ações de humanização em consonância ao cuidado aos pacientes e familiares, ao cuidado aos colaboradores de linha de frente e à oferta de informações de qualidade para a comunidade. O Núcleo de Humanização transformou-se em uma central de ações de humanização constantes e ininterruptas que se espalharam por todo o ICHC e mais além. Cada projeto era engendrado em não mais que dois ou três dias e em seguida era implantado e monitorado. O tempo era sempre presente, e a ação necessária e urgente.

No Quadro 35, apresentamos uma sinopse das ações de humanização do Cuidar de Todos com Humanização na Pandemia.

Quadro 35. Sinopse das ações de humanização do Programa Cuidar de Todos

Cuidado aos pacientes	Acolhimento na mobilização de pacientes para os institutos
	Visita remota de familiares a pacientes internados
	Arte de cuidar: materiais artísticos produzidos em vídeo para entretenimento e materiais religiosos para a assistência espiritual dos pacientes
Cuidado aos familiares	Acolhimento de familiares no óbito de pacientes
	Acolhimento na Unidade de Emergência Referenciada (UER) ICHC

(Continua)

Quadro 35. Sinopse das ações de humanização do Programa Cuidar de Todos (Continuação)

Primeiros cuidados psicológicos aos colaboradores da linha de frente do ICHC	Gerenciamento e distribuição de alimentos e outras benesses
	Comunicação presencial com os colaboradores
	Grupos de apoio psicossocial para as equipes de enfermagem de áreas críticas (UTI e UER) do ICHC
	Atividades físicas para colaboradores na Atlética FMUSP
Informação e comunicação	Registro e documentação em vídeo de altas dos pacientes
	Página no site do HC com informações sobre a covid-19 e projetos do HC
	Informações no portal do paciente HC
	Artigos em jornais e boletins virtuais
	Artigos em revistas científicas
	Registro fotográfico do cuidado
	Orientação das pessoas na porta do metrô Clínicas para o uso de máscaras

Fonte: NH.

Cuidado aos pacientes e familiares

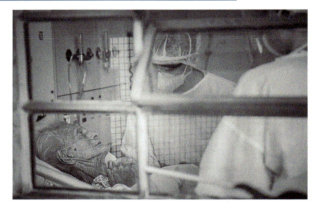

Imagens do cuidado – Registros do combate à covid-19 no Instituto Central do HCFMUSP.
Foto: André François.

Entre as principais ações de humanização, sem sombra de dúvida, as mais importantes foram as que participaram do cuidado direto e presencial aos pacientes e seus familiares. Nosso trabalho começou junto aos pacientes já no momento em que para a configuração do ICHC em hospital exclusivo para doentes de covid-19 foi preciso transferir os pacientes nele internados para os outros institutos. A Equipe de Terapia Ocupacional do ICHC junto com o NH se encarregou de conversar com todos os pacientes, um a um, explicando-lhes a remoção, tirando dúvidas e dando-lhes conforto. Era só o começo.

Logo nesse início de trabalho na pandemia, junto com o Núcleo de Cuidados Paliativos do HC, percebemos que o distanciamento social dos pacientes e seus familiares seria um problema grave a se resolver. A equipe de Paliativos já realizava reuniões com familiares de pacientes remotamente, portanto, realizar visitas por meio tecnológico surgiu como uma alternativa natural. Entretanto, as equipes de saúde estavam focadas nas ações assistenciais propriamente ditas e não tinham como assumir mais esta atividade. Foi então que em um esforço conjunto dos Núcleos de Humanização e de Cuidados Paliativos, criamos o programa das visitas remotas[3]. Por meio digital, diariamente, uma equipe de voluntários conectava pacientes e seus familiares para uma breve conversa.

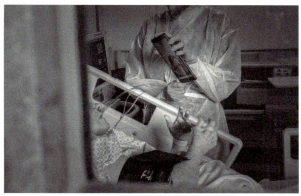

Imagens do cuidado – Registros do combate à covid-19 no Instituto Central do HCFMUSP.
Foto: André François.

Nessa época, como a contaminação era um problema muito grave, uma empresa de tecnologia nos procurou oferecendo um robô para as visitas remotas, acreditando que seria possível realizar a conexão entre o paciente acamado e a sua família sem a mediação humana. Teoricamente uma boa ideia; na prática, nem tanto... Os pacientes não interagiam com o robô e a sua pilotagem à distância era insuficiente para criar as condições emocionais da visita remota. A intermediação dos voluntários, em presença real, fazia toda a diferença para o bom andamento do projeto, pois os pacientes primeiro interagiam com eles e depois com seus familiares remotamente.

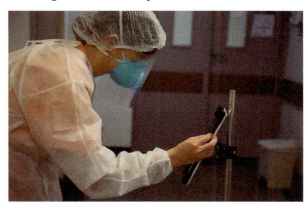

Imagens do cuidado – Registros do combate à covid-19 no Instituto Central do HCFMUSP.
Foto: André François.

Também para o voluntário esse contato humano era reportado como essencial para seu fortalecimento e motivação. Todos os dias, somavam-se histórias de pacientes que reencontravam suas famílias, que comemoravam o aniversário de algum parente, que reviam seus animais de estimação, que resolviam problemas cotidianos, enfim, muitas histórias que humanizavam o árduo trabalho técnico de um grande hospital. Para os pacientes, o contato com a família os reconectava com o seu mundo próprio, lembrando-nos que o hospital é o nosso mundo do trabalho e não o dos pacientes... Conectados à sua história de vida, aos seus e a si mesmos, os pacientes se fortaleciam.

Para os familiares, a visita remota trazia conforto e alívio que frequentemente expressavam em depoimentos como: *"Recebemos notícias todos os dias, mas ver é diferente! Nos acalmou muito."* Ou mesmo: *"Uma pena o pai não conseguir interagir... Mas sei que ele ouve com o coração!"*

Entre abril e setembro de 2020 foram realizadas quase 2000 visitas remotas no ICHC, conectando pacientes internados e seus familiares e amigos.

Utilizando a mesma tecnologia das visitas remotas também conduzimos um projeto cujo objetivo era levar produtos artísticos para os pacientes. Por iniciativa própria, alguns artistas, inclusive famosos em emissoras abertas de televisão, procuraram a FMUSP e o HC para oferecer vídeos com produções destinadas ao entretenimento de pacientes. A ideia parecia muito boa, tendo em vista que, antes da pandemia, já desenvolvíamos projetos de arte *in loco* nas enfermarias, utilizando música, dança, teatro, *clowns*, etc., com excelentes resultados.

Pouco tempo depois, percebemos que para o momento que os pacientes estavam vivendo e o que estavam sentindo, esses conteúdos não faziam muito sentido. Na verdade, naquele momento e em vários subsequentes, os pacientes manifestaram o desejo de outro tipo de conforto, sobretudo religioso e espiritual. Para atendê-los, procuramos parcerias com pessoas ligadas a várias religiões e criamos materiais digitais para a assistência espiritual dos pacientes segundo suas crenças.

Desde esse ensaio com produtos artísticos até os dias atuais, percebemos que, na perspectiva do paciente, arte à distância não parece contribuir significativamente para a melhora da experiência de cuidado da maioria deles. Contrariamente, a presença real do artista e a atividade artística junto ao paciente, na enfermaria, costuma promover-lhe bem-estar durante a internação.

Depois do primeiro impacto da pandemia, com o tratamento, muitos pacientes começaram a melhorar e receber alta.

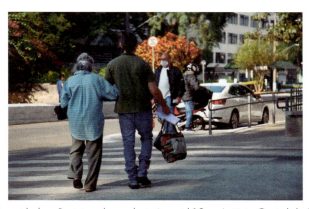

Imagens do cuidado – Registros do combate à covid-19 no Instituto Central do HCFMUSP.
Foto: André François.

Era preciso, então, celebrar esses lances de alegria que começávamos a colecionar em nosso cotidiano. O Núcleo de Humanização foi chamado para dar reconhecimento à luta de equipes de saúde e de pacientes quando da sua alta. Criamos o Time de Alta: uma equipe organizada para conduzir a despedida do paciente em cada enfermaria e registrar esse momento. O compartilhamento dos registros desses momentos especiais cumpria o papel de fortalecer as equipes, tornando público o resultado de seus esforços e o valor inestimável do seu trabalho.

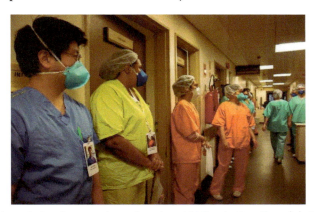

Imagens do cuidado – Registros do combate à covid-19 no Instituto Central do HCFMUSP.
Foto: André François.

Não obstante o crescente número de pessoas recuperadas de covid-19, alguns pacientes morriam e quando da morte era preciso cuidar dos familiares.

A morte de pessoas queridas é sempre marcada de sofrimento que, no caso da covid-19, era ainda mais dolente devido ao contexto de distanciamento social. O sofrimento das famílias começava quando da separação do paciente em decorrência da internação no hospital, depois piorava com a angústia de sabê-lo em isolamento, com a impossibilidade de despedida e, por fim, com a sua morte em solidão. Muitas famílias vinham ao hospital pela primeira vez no momento de receber o corpo e o atestado de óbito de um ente querido.

Para lidar com essa situação, o NH criou um projeto de acolhimento presencial das famílias de pacientes que iam a óbito. No momento em que os familiares de um paciente falecido vinham ao HC para os trâmites documentais do óbito, eram recebidos em um encontro presencial realizado por uma equipe de profissionais e residentes da Divisão de Terapia Ocupacional do ICHC e do Núcleo de Humanização. Nesse encontro, a equipe oferecia orientações e apoio emocional para as famílias em luto.

Não era um trabalho fácil, mas mostrou-se parte fundamental da finalização de um cuidado humanizado. Durante o acolhimento, os familiares podiam expressar seus sentimentos e serem confortados conforme suas necessidades emocionais. Por exemplo, estas duas narrativas de familiares, ilustram as diferentes necessidades de acolhimento dos familiares conforme nossas impressões:

> "Eu sabia da fragilidade clínica da minha mãe, conversei bastante com a médica sobre isso, mas importante foi saber que não morreu abandonada. Você poderia agradecê-la por todo o cuidado que teve com a gente?"

> "Não foi de Covid que ele morreu! Nós nos cuidamos muito em casa... Mas por causa dessa doença nunca mais verei meu pai e minha mãe."

Cuidado aos colaboradores da linha de frente

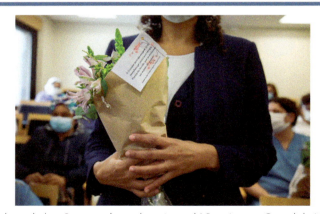

Imagens do cuidado – Registros do combate à covid-19 no Instituto Central do HCFMUSP.
Foto: André François.

Entre as reações da sociedade ao que estava acontecendo naqueles tempos, uma que nos impactou quase imediatamente foi o desejo das pessoas (de fora do hospital) de fazer algo por nós (pessoas de dentro dele). Foi um momento de reconhecimento do trabalho dos profissionais da saúde que se expressava na forma de doações, principalmente de comida e de benesses, presentinhos, mensagens de apoio, manifestações de carinho e de orações. Coube ao Núcleo de Humanização fazer chegar aos trabalhadores da linha de frente essas doações que as pessoas queriam muito que a eles chegassem de um modo especial.

Sabíamos que as equipes de linha de frente precisavam também elas serem cuidadas, posto que, em situações de crise, calamidade ou catástrofe, também as pessoas que cuidam diretamente das vítimas precisam receber primeiros cuidados psicológicos para se manterem bem no desempenho de sua missão[4]. Esses cuidados incluem alimentação, segurança, suporte social e emocional.

Graças à generosidade dos doadores e a atitude igualmente generosa da equipe de voluntários que trabalhava conosco, pudemos cuidar das equipes, ofertando-lhes esses primeiros cuidados. Ao longo dos meses de abril a setembro de 2020, foram quase 700.000 itens de benesses que fizemos chegar a todos os trabalhadores de linha de frente do HC.

Em um dos vários momentos marcantes desse período, logo de madrugada, o HC acordou em meio a uma profusão de cores e perfumes que traziam consigo a esperança de vida que é o nosso bem maior. Foi o dia da distribuição de flores dentro do Projeto Flores para Heróis, iniciativa de um dos doadores, coordenada no HC pelo Núcleo de Humanização junto com equipes do ICHC e com o próprio Comitê de Crise.

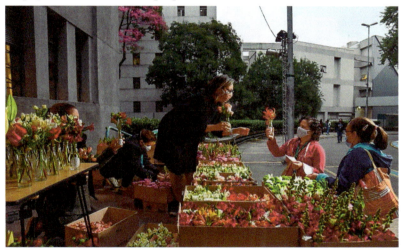

Projeto Flores para Heróis no Instituto Central do HCFMUSP.
Foto: Folha de S. Paulo.

Outras ações orquestradas pelo Núcleo de Humanização para o bem-estar da linha de frente foram a oferta de grupos de apoio psicossocial para as equipes de enfermagem do ICHC e de atividades físicas no ginásio esportivo dos alunos da Faculdade de Medicina, a chamada Atlética.

Logo no início das ações de enfrentamento da pandemia, o Centro de Atenção ao Colaborador do HC (CeAC) criou um esquema especial de atendimento clínico e laboratorial para dar conta de diagnosticar e tratar colaboradores que adoeciam em função do trabalho. Para cuidar da saúde mental dos colaboradores, o Instituto de Psiquiatria criou o Projeto COMVC IPq, que consistia em um conjunto de ações de prevenção e atendimento remoto[5].

O Programa Enfermagem Que Acolhe já fazia parte dos projetos rotineiramente desenvolvidos pelo Núcleo, mas àquele momento foi intensificado e dirigido às equipes de enfermagem das UTIs do ICHC. Em caráter excepcional, o programa se inseriu provisoriamente no COMVC IPq. Entretanto, diferentemente do *modus operandi* deste, que se concentrava no atendimento remoto, o Enfermagem Que Acolhe se manteve como atividade presencial no local de trabalho das equipes atendidas. O formato presencial, naquele contexto, mostrou-se mais adequado às necessidades dos trabalhadores, que aderiram melhor ao atendimento face-a-face em grupo que ao remoto individual. Durante a primeira onda da pandemia, o Enfermagem Que Acolhe atendeu número maior de colaboradores do ICHC que o número total de atendimentos *online* do COMVC IPq no Complexo HC.

Também no escopo do COMVC IPq, outra ação de suporte à saúde do colaborador, totalmente desenvolvida pelo Núcleo de Humanização, foi a oferta de atividades físicas no espaço de práticas desportivas dos alunos da FMUSP. Nesse espaço, o Núcleo de Humanização organizou horários para a prática de caminhada e corrida, e aulas de pilates e condicionamento físico ministradas por educadores e fisioterapeutas do Instituto de Medicina Física e Reabilitação, em ação voluntária. Essas atividades foram ofertadas exclusivamente para colaboradores da linha de frente do ICHC. No período de junho a setembro, tais ações alcançaram em torno de 2500 colaboradores de linha de frente, e envolveram um número expressivo de colaboradores e voluntários na execução do projeto, estes somando em torno de 102 pessoas.

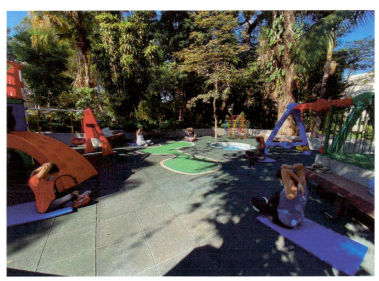

Projeto Atividade Física na Atlética para colaboradores da linha de frente de combate à covid-19.
Foto: NH.

Informação e comunicação

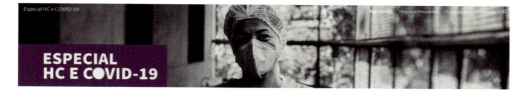

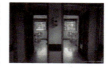

Print da página inicial do portal Especial HC e covid-19.
https://sites.google.com/hc.fm.usp.br/especial-hc-e-covid-19/página-inicial

O trabalho de comunicação do Núcleo de Humanização começou antes mesmo da criação do Programa Cuidar de Todos quando, diante das muitas e rápidas mudanças necessárias para o combate à covid-19 no Complexo, percebeu-se a necessidade de abordar os colaboradores em seus locais de trabalho para lhes dar orientações e tirar dúvidas. Esse trabalho de informação corpo-a-corpo para colaboradores de diversos setores e funções foi realizado pela equipe do NH no ICHC, tanto nas enfermarias quanto nos ambulatórios.

O Núcleo de Humanização foi também chamado para ajudar na alimentação de dados na área do site do HC referente às informações para pacientes. Posteriormente, e com a ajuda dos voluntários, criamos um site para registrar a memória dos acontecimentos no nosso hospital no período da primeira onda da pandemia de covid-19. Nele é possível acessar imagens e textos que revelam o esforço coletivo empreendido naqueles tempos. (Portal: https://sites.google.com/hc.fm.usp.br/especial-hc-e-covid-19)

De abril a setembro de 2020, o fotógrafo André François em parceria firmada com o Núcleo de Humanização realizou o registro fotográfico do cotidiano no ICHC. Outros registros importantes desse cotidiano foram feitos pela equipe do Time de Alta, apresentado alguns parágrafos acima neste texto. Ambos trabalhos fazem parte do acervo documental acessível no site do HCFMUSP.

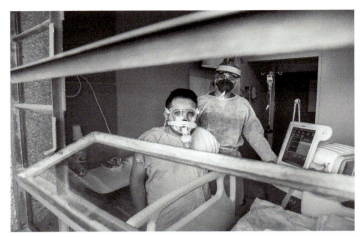

Imagens do cuidado – Registros do combate à covid-19 no Instituto Central do HCFMUSP.
Foto: André François.

Ao longo do tempo do Programa Cuidar de Todos, foram realizadas dezenas de artigos para jornais e boletins virtuais institucionais ou não, assim como materiais para as mídias digitais do HC, entrevistas para os meios de comunicação de massa, para a Rádio e Jornal da USP, assim como a publicação de artigos em revistas científicas, e apresentações em congressos, eventos e seminários acadêmicos.

O trabalho de Educação Popular – projeto rotineiro do Núcleo de Humanização relatado em outra parte deste livro – levou a equipe de humanização ao entorno do HC, distribuindo máscaras e orientando os transeuntes sobre medidas protetivas contra a covid-19.

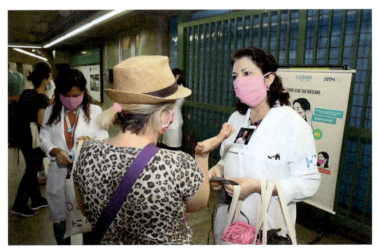

Projeto Educação Popular – parceria NH e Companhia do Metropolitano de São Paulo.
Foto: NH e HCFMUSP.

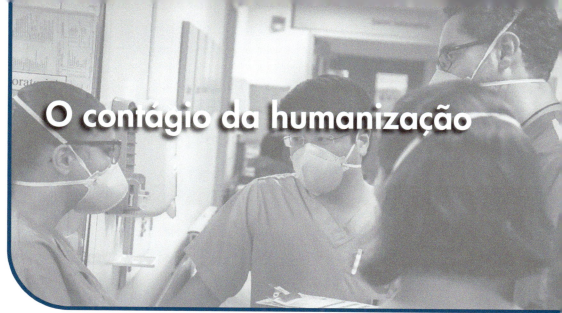

O contágio da humanização

Imagens do cuidado – Registros do combate à covid-19 no Instituto Central do HCFMUSP.
Foto: André François.

"Para dizer simplesmente o que se aprende no meio dos flagelos: que há nos homens mais coisas a admirar do que a desprezar." (Albert Camus – A Peste)

Ao longo dos meses que passamos juntos no ICHC, fomos criando entre nós, trabalhadores da área da saúde, fortes vínculos de confiança e de amizade. Percebíamos que estávamos todos dentro do mesmo barco e que só juntos conseguiríamos fazer uma travessia menos turbulenta e chegar ao fim com um bom resultado. Manifestações de afeto, companheirismo e colaboração eram comuns entre nós. Nunca em tão pouco tempo conhecemos e convivemos com tantas pessoas como naqueles tempos...

Cenas de compaixão, colaboração e solidariedade faziam parte do nosso cotidiano. A cultura da humanização se mostrava forte e exuberante.

Cerca de 5.000 funcionários do HC atuaram diretamente no combate à pandemia. Outros milhares trabalharam nos institutos, dando suporte ao trabalho da linha de frente. Em um determinado momento, para que todos soubessem quem eram os combatentes de linha de frente, em parceria com a ONG ImageMágica, foram criados crachás personalizados que exibiam rostos inesquecíveis, em bom tamanho e cor.

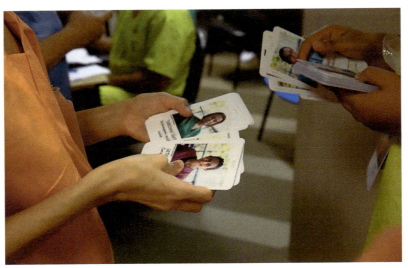

Imagens do cuidado – Registros do combate à covid-19 no Instituto Central do HCFMUSP
Foto: André François.

Na finalização dos trabalhos do ICHC na primeira onda da pandemia, o Núcleo de Humanização teve como última tarefa prestar homenagens àqueles que se dedicaram ao combate em 2020. Em parceria com o Núcleo de Comunicação Institucional do HC, criamos um certificado de mérito e de honra ao mérito para todos os colaboradores que atuaram no ICHC, com acesso a um vídeo-homenagem cujo enredo, aqui registrado, coloca em palavras as imagens das nossas memórias:

"Em algum tempo, quando você ainda era criança, você deve ter se perguntado: 'o que eu vou ser quando crescer?'...

O tempo passou, a vida deu voltas e voltas, e você veio parar aqui...neste hospital, no ano do maior desafio de sua história!

Provavelmente você começou o ano de 2020 com muitos planos de ano novo, alguns fáceis, outros nem tanto... O que você muito provavelmente não imaginava era que, em 2020, longe dos seus planos, uma pandemia tomaria o mundo inteiro de sobressalto e que você teria uma importante missão a cumprir.

E então, no momento em que o mundo se recolhia, você estava aqui, no Hospital das Clínicas, se preparando para enfrentar a pandemia de covid-19. Você não sabia direito como seria essa luta...Talvez tenha se sentido frustrado por não poder realizar seus planos. Talvez tenha sentido medo, raiva, *preocupação consigo mesmo e com sua família. Talvez tenha sentido vontade de saber mais sobre a doença. Talvez tenha seguido sua fé, seu senso de dever...*

Mas seja lá o que for que tenha tomado conta dos teus pensamentos e sentimentos, você respondeu ao chamado. Você fez parte da luta. Foi preciso força, coragem, esperança, compromisso, generosidade e dedicação. Foi preciso percorrer o caminho do medo e do desconhecido para transformar um caminho que seria de dor e morte em um caminho de superação e vida.

Imagens suas ficaram nos corredores do hospital, nas enfermarias, nas UTIs. Outras imagens, você as guardou nos seus olhos. São imagens que, ao final de cada dia de trabalho, ao sair daqui você levou consigo. Imagens que te acordaram no meio das noites exaustas. Que às vezes te fizeram sorrir, outras vezes chorar, ou apenas te calar. Imagens que só você sabe o que significaram para você, e que hoje fazem parte da sua história.

Junto a todos, sua presença fez diferença. Você cumpriu seu dever e o Hospital das Clínicas cumpriu sua missão de lutar pela saúde e pela vida das pessoas.

Talvez, quando você ainda era criança, você desejasse, intuísse, ou nem sequer imaginasse o que você seria no futuro..., mas hoje, para o Hospital das Clínicas, você faz parte de uma equipe de heróis!"

Izabel Cristina Rios[*]

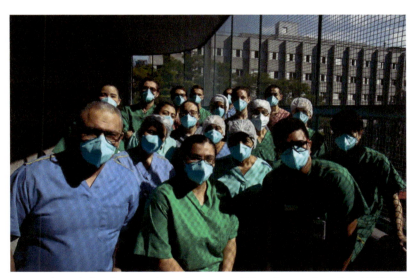

Imagens do cuidado – Registros do combate à covid-19 no Instituto Central do HCFMUSP.
Foto: André François.

---

[*] https://www.fm.usp.br/humanizacao/portal/videos-da-humanizacao.

Referências Bibliográficas

1. Zu ZY, Jiang MD, Xu PP, et al. Coronavirus Disease 2019 (COVID-19): A Perspective from China. Radiology. 2020; 296(2):E15-E25.

2. Morais AM, Perondi B, Harima L, Montal AC, Baldassare RM, Moraes DP, et al. Overcoming barriers to providing comprehensive inpatient care during the COVID-19 pandemic. Clinics (Sao Paulo). 2020; 75: e2100.

3. Rios IC, Carvalho RT, Ruffini VMT, Montal AC, Harima LS, Crispim DH, et al. Virtual visits to inpatients by their loved ones during COVID-19. Clinics (Sao Paulo). 2020; 75: e2171.

4. Paranhos ME, Werlay BSG. Psicologia nas Emergências: uma Nova Prática a Ser Discutida. Psicologia: ciência e profissão. 2015; 35(2): 557-71.

5. Fukuti P, Uchôa CLM, Mazzoco MF, Corchs F, Kamitsuji CS, Rossi LD, Rios IC, et al. How Institutions Can Protect the Mental Health and Psychosocial Well-Being of Their Healthcare Workers in the Current COVID-19 Pandemic. Clinics (Sao Paulo). 2020; 75: e1963.

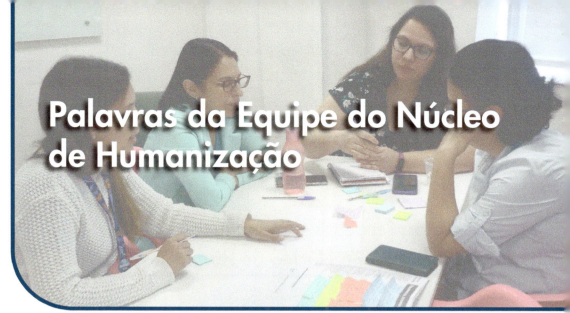

Palavras da Equipe do Núcleo de Humanização

Oficina de criação de projeto no InovaHC.
Foto: NH.

Em 2022, o Núcleo de Humanização completou dez anos de existência, enquanto o Hospital das Clínicas completava seus bem vividos 84 anos de idade.

Mais que um setor novo, o Núcleo de Humanização é uma iniciativa singular de trabalho na temática da humanização com um modelo de prática que exige de seus profissionais várias competências raramente obtidas nos currículos formais dos cursos profissionalizantes do ensino superior em saúde. Decorre daí que a habilidade de constantemente aprender a aprender coisas novas é uma necessidade do nosso trabalho que, se por um lado pode ser desafiadora e gratificante, por outro lado pode decepcionar por se afastar de atividades características das profissões de origem.

Ademais, a exigência de alta qualidade do trabalho produzido pela equipe – enquanto um critério justo e necessário para a manutenção de investimento em uma área nova – também acaba acarretando diferentes experiências entre as pessoas que compõem a equipe de humanização.

Muitas pessoas passaram pelo Núcleo de Humanização desde a sua criação aos dias atuais. Muitas se engajaram muito, produziram excelentes resultados e saíram da equipe porque mudaram seus rumos profissionais. Outras pessoas não encontraram aqui a realização que desejavam e também mudaram seus rumos profissionais. Nos primeiros anos de implantação do Núcleo, vários profissionais se decepcionavam com o intenso trabalho de gestão de projetos que teriam de desenvolver. Haviam escolhido trabalhar em um setor com o nome de humanização e esperavam desenvolver ações ambientais de entretenimento, ou participar de atividades lúdicas e festivas, conforme ideias que tinham da humanização como as amenidades de que tratamos em outra parte deste livro. Algum tempo depois, quando o trabalho e o *modus operandi* do NH se tornaram mais conhecidos, a rotatividade de profissionais passou a ocorrer em decorrência da oferta de trabalho em outros serviços nos quais lhes era requisitado o aprendizado que obtiveram no Núcleo.

Neste capítulo, registramos impressões de pessoas que trabalharam no Núcleo de Humanização como lembrança viva que mantém presença entre nós, ou ainda daqueles que fazem parte da equipe atual, trabalhando em prol da humanização no Hospital das Clínicas, a cada dia renovando um compromisso que, muito além do trabalho, vai ao encontro de uma missão.

Ana Maria Fernandes Ambrogi – Assistente administrativo no Núcleo de Humanização

"Trabalhei por 35 anos no HCFMUSP e posso afirmar que, durante esse tempo, os últimos 5 anos foram os mais gratificantes, importantes e que me trouxeram muito conhecimento e orgulho. Isso porque, em 2016, mostrei interesse em trabalhar no NH e tive o privilégio de ser convidada para tal pela Professora Dra. Izabel Cristina Rios, coordenadora do Núcleo Técnico e Científico de Humanização, que viu potencial em mim.

O NH tem excelência na gestão, na equipe, na criação dos projetos e na execução dos programas. Sendo que todos são medidos por avaliação após realização e os resultados são demonstrados em relatórios gerenciais. E também por conta disso a humanização sempre é muito solicitada dentro do Complexo HC.

Saliento que o NH, na criação dos projetos, sempre parte do princípio de que o paciente é a pessoa mais importante do hospital.

Posso afirmar que em todos os projetos que trabalhei pude ver e sentir a importância de cada um, porque o resultado sempre satisfatório era por mim observado de imediato, visto através do semblante e palavras ditas pelo paciente e ou familiares.

Eu agradeço imensamente por ter tido a valiosa oportunidade de trabalhar no NH."

Pedro Afonso Braz de Resende – Assistente técnico de humanização do Núcleo de Humanização

"Sou de verdade muito grato por ter aprendido tanto sobre o humano e as relações humanas no contexto laboral. E me sinto honrado de ter contribuído para os resultados alcançados pelo Núcleo de Humanização e orgulhoso do impacto transformador que o trabalho da humanização teve no maior complexo hospitalar da América Latina.

Há longínquos 10 anos, eu não tinha noção do desafio que seria integrar o Núcleo de Humanização do HCFMUSP. Na época, eu era apenas um recém-formado, com pouca experiência profissional e sem vivência na área da saúde, mas cheio de fôlego e intrinsicamente motivado a buscar propósito no trabalho. E agora, refletindo sobre o passado, eu olho para trás e afirmo com satisfação que "fiz a escolha certa".

E desta efêmera retrospectiva do Núcleo de Humanização, cuja história em muitos pontos se funde com a da minha própria vida, eu me percebo como parte constituinte do todo, e este todo vivo em mim, com ética, humanismo, trabalho duro, gratidão, suor e dedicação, emoção e razão, cuidado, humanização. Foram 10 anos desta construção em equilíbrio, alicerceada com uma boa pitada de fé.

E com fé, rogo ao futuro, que as escolhas (minhas e do Núcleo de Humanização) sigam assertivas, com propósito... mas sem nunca perder o foco no momento presente; afinal, a vida acontece é no agora."

Eliana Tiemi Uemura – Psicóloga no Núcleo de Humanização

"Sou muito grata por fazer parte da equipe de assistentes técnicos do NH, porque estou em constante aprendizagem. Ver os projetos acontecerem na prática, e ver resultados, é muito gratificante."

Elena Maria do Nascimento – Encarregada administrativa no Núcleo de Humanização

"Trabalho no HCFMUSP há 18 anos e há 6 no NH. Sou muito grata por estar neste lugar. Aqui eu aprendo todos os dias; as relações de trabalho são respeitosas, a equipe é alegre.

Saber que minha atividade laboral de alguma forma contribui para melhorar a experiência com os serviços de saúde no HC é muito gratificante.

É um prazer trabalhar no Núcleo de Humanização!"

Andrea J. de Andrade – Enfermeira no Núcleo de Humanização

"A entrada do NH em minha vida foi um divisor de águas. Como enfermeira, sempre cuidei de pessoas. Hoje, atuando em vários projetos do Núcleo, consigo deixar a trajetória dos pacientes no HC um pouco mais humanizada. É um trabalho desafiador, trabalhamos muito, mas a sensação que fica ao final de cada dia é que estamos fazendo a diferença na vida dessas pessoas. Continuo crescendo a cada dia como pessoa e como profissional, acolhendo, orientando, cuidando, vivenciando a humanização de forma intensa!"

Nanci Moreira Saldanha – Fisioterapeuta do Núcleo de Humanização

"Atuo no projeto de acolhimento ao luto que é primordialmente uma proposta de escuta. Foi um treino importante, para mim, trabalhar com o silêncio, inibir o impulso de dizer algo, e foi extensivo para a minha vida pessoal. Acredito que hoje sou melhor ouvinte para meus amigos porque aprendi o valor do silêncio e valorizo mais o espaço do outro. Atuar no setor de humanização é desenvolver um novo olhar sobre como beneficiar o outro, como impor qualidade na execução dessa ação e mais do que tudo entender o que é diferente de nós. Assim como talvez um cozinheiro no final do dia guarde em suas roupas marcas da farinha com que lidou durante o expediente, nós também ao final de um dia de trabalho carregamos um pouco desse olhar humanizado e isso se reflete em nossas relações e forma de lidar com o mundo."

Catia Lira Cardoso – Técnica de enfermagem no Núcleo de Humanização

"Trabalhar no Núcleo de Humanização me proporciona experiências marcantes, como no projeto de acolhimento a famílias enlutadas, quando acompanhei uma filha de uma paciente com muitas dúvidas sobre sua conduta nos cuidados da mãe. Ter uma conversa com o médico responsável, ouvir dele que sua conduta foi correta e vê-la emocionada, dizendo ter tirado um peso da consciência foi muito marcante."

Sílvia de Oliveira Magalhães Pfutzenreuter – Auxiliar de assistência no Núcleo de Humanização

"Trabalhar no NH é, para mim, ao mesmo tempo um presente e um desafio. Ganhei novas amizades, novas experiências e a oportunidade de novos conhecimentos e de me tornar uma pessoa melhor diariamente. Gratidão é o que define meu dia a dia!"

Mario Celso Ferretti Jr. – Assistente técnico de humanização do Núcleo de Humanização

"Sinto-me grato e privilegiado por trabalhar no Núcleo de Humanização do maior complexo hospitalar da América Latina, pois trabalho com uma equipe comprometida em desenvolver e gerenciar ações humanizadoras que vão interferir positivamente na relação entre as pessoas, sejam elas pacientes ou profissionais."

Bruno Henrique Alvarenga – Médico no Núcleo de Humanização

"O Núcleo de Humanização me ajudou a descobrir e praticar uma parte muito importante da medicina.

Durante a graduação me preocupei com a aquisição do conhecimento técnico, para saber qual o melhor tratamento para o paciente. Já nas residências de cirurgia e mastologia me aprofundei ainda mais, desta vez, na habilidade manual cirúrgica. Acreditei que o conhecimento técnico e a habilidade manual eram tudo que eu precisava para ser um excelente médico.

Porém, já começava a perceber que faltava alguma coisa, quando meu paciente não aderia às mudanças que eu havia proposto ou quando este se recusava a se submeter a minha indicação cirúrgica. Até um dia que me deparei com um paciente portador de um carcinoma de cólon, metastático, sem possibilidade de tratamento curativo. Percebi que a minha técnica não era suficiente para cuidar daqueles pacientes e sozinho comecei a aprender novas habilidades, que não me foram ensinadas durante minha formação.

Porém, esse aprendizado é difícil, pois muitas vezes percebi que as teorias da humanização ficam apenas no campo teórico e não se traduzem em atividades práticas. Conhecer a Prof. Dra. Izabel me ajudou a descobrir que todas aquelas teorias podem ser aplicadas em projetos concretos que impactam positivamente a saúde de diversos pacientes que passam pelo HCFMUSP.

Fazer parte deste grupo me dá a oportunidade de colaborar para a formação médica e compreender desde a graduação que muitas outras habilidades nos são necessárias, além do conhecimento biológico do processo de saúde e doença."

Ana Cristina Lyra – Ouvidora Geral do HCFMUSP

"Sempre sonhei em estudar na FMUSP e trabalhar no HC, sonhos que realizei e posso afirmar que fazer parte do NTH foi a consolidação dessa realização, pois tive a oportunidade de implantar estratégias que facilitaram a superação de momentos de dor e sofrimento para nossos pacientes. Tenho muito a agradecer a essa equipe."

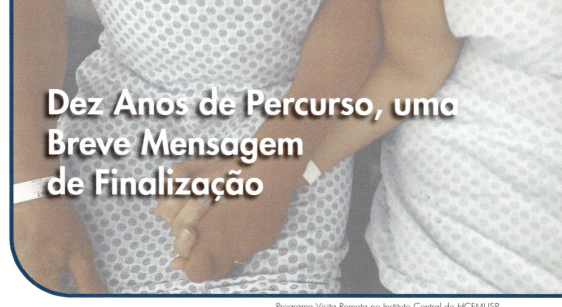

Dez Anos de Percurso, uma Breve Mensagem de Finalização

Programa Visita Remota no Instituto Central do HCFMUSP.
Foto: NH.

Ao longo deste livro, fui tecendo descrições e análises do trabalho de humanização no Hospital das Clínicas relativamente a performances e impactos institucionais que legitimam a humanização e, ao mesmo tempo, apontam para a necessidade de empreendimentos futuros para o aprimoramento dos projetos, programas e ações descritas. Como considerações que encerram esse período de trabalho, deixo neste capítulo algumas reflexões sobre o ponto em que chegamos e nosso horizonte (não tão) ao longe de nossas vistas.

A alta direção do HC e da FMUSP têm sido importantes incentivadores do desenvolvimento da humanização no domínio administrativo. No Hospital das Clínicas, o Núcleo de Humanização participa do planejamento estratégico e de projetos dele decorrentes desde 2013, nos chamados "*Workshop* Brilho nos Olhos". Desde 2016, lidera o Eixo Humanização do planejamento estratégico do Sistema Acadêmico de Ensino, Assistência e Pesquisa da FMUSPHC – nos eventos FMUSP2020 e, subsequentemente, FMUSP2030 – que determina as diretrizes de desenvolvimento organizacional nos dez anos seguintes.

Ao mesmo tempo em que a humanização passou a ser conhecida institucionalmente, aprofundamos o conhecimento da gestão do Sistema FMUSPHC como um todo e assim pudemos integrar melhor as ações de humanização às ações de gestão, melhorando diversos processos gerenciais de assistência e de ensino.

Em 2012, o Núcleo de Humanização tinha uma equipe de quatro pessoas: um administrador de empresas recém-formado, uma psicóloga, uma escriturária e eu, uma médica, na coordenação. Ocupávamos uma pequena sala no Prédio da Administração do HC. E começamos nossa atuação com três projetos corporativos de humanização e a coordenação e gestão da Rede Humaniza FMUSPHC .

Em 2022, o NH ocupava uma área no sexto andar do Prédio da Administração e contava com uma equipe que, embora nem sempre completa, tinha um quadro funcional de vinte profissionais – dois médicos, dois psicólogos, um administrador de nível superior, quatro enfermeiros, um técnico de enfermagem, um assistente social, dois fisioterapeutas, um terapeuta ocupacional, um profissional de comunicação, quatro oficiais administrativos. Além desses profissionais, o NH fazia a gestão da Equipe SOS da Unidade de Urgência e Emergência Referenciada do Instituto Central do HC, composta por trinta e quatro auxiliares assistenciais e três supervisores de equipe. E ainda supervisionava a Ouvidoria Geral do HC, que contava com dois profissionais da saúde de nível superior e um oficial administrativo. Junto às áreas, o NH contava com a participação de mais de seiscentos parceiros multiprofissionais, desenvolvendo projetos corporativos de humanização nos vários institutos do Complexo.

Avaliamos que o trabalho realizado conferiu seriedade e respeito ao escopo da humanização, legitimada como diretriz corporativa de desenvolvimento organizacional. Demonstramos seu âmbito teórico e sua extensa aplicabilidade prática por meio de resultados associados à melhora da qualidade do cuidado, da comunicação efetiva, do acolhimento, da conscientização de profissionais e de alunos sobre princípios humanísticos de uma cultura de humanização que busca o melhor de cada um para o bem de todos.

No Hospital das Clínicas, nossa expectativa é que, ao cuidar das pessoas, possamos proporcionar-lhes uma experiência de assistência pessoalizada, resolutiva e diligente. Nossa intenção é contribuir para que o hospital realize a sua missão de excelência no cuidado baseado em competência técnica, ética e relacional.

O desenvolvimento da humanização no hospital impacta diretamente no tipo de formação que se realiza (ou se investe em realizar) na área da educação em saúde – importante missão do Sistema FMUSPHC. A formação humanística em saúde busca aportes teóricos interdisciplinares das humanidades e das ciências humanas, mas só se consubstancia no acontecer junto ao paciente, no ambiente assistencial, pela observação direta do professor (ou de quem exerce esta função) atuando dentro de um modelo de conduta humanizada. Em outras palavras, o desenvolvimento de competência ética e relacional se fundamenta em conhecimentos relativos ao cuidado humanizado, à humanização dos serviços de saúde, e aos valores, princípios e métodos do campo da ética e da bioética que, nos cenários da prática clínica e hospitalar, propiciam a aquisição de habilidades de comunicação, de empatia, de profissionalismo e de tomada de decisão ética e compartilhada. Trata-se de um longo processo de ensino-aprendizagem em várias disciplinas e cenários práticos durante toda a formação acadêmica que se desenvolve de forma sistematizada em uma espiral de complexidade. A diversidade de contextos de ensino, principalmente nos serviços de saúde, prepara o aluno para atuar dentro dos princípios da humanização em qualquer prática de saúde e em qualquer nível de exigência comunicacional.

Na FMUSP, nossa expectativa é participar da formação de médicos e profissionais da saúde mais felizes com sua profissão e mais capazes de realizar um trabalho significativo para os pacientes, para a sociedade e para si mesmos. Nossa intenção é contribuir para que a faculdade realize sua missão de excelência no ensino da ciência e da humanidade da medicina.

Os convites para vir trabalhar nesta faculdade e neste hospital foram marcos históricos importantes para a minha vida profissional. Sou formada pela FMUSP e aprendi medicina no HC. Minha profissão tem sido uma inesgotável fonte de aprendizagem do viver, seja pelas oportunidades criativas que tem me dado, seja pelo contato com situações e pessoas que constantemente me desafiam a repensar a condição humana em um mundo de tantas adversidades, incertezas, esperanças e vontades.

A história do meu trabalho no Hospital das Clínicas – que se confunde com parte da história da humanização neste hospital, e por isso a chamo de nossa história – é também a história da construção de uma pessoa que constantemente se pergunta sobre a razão de sua presença e de sua missão diante de determinadas realidades humanas e suas demandas; e como outras pessoas da corrente humana retratada neste livro, ou presentes neste hospital e em tantos outros lugares do mundo, constrói uma resposta por meio do trabalho, que acaba sendo também uma forma de gratidão à vida.

Izabel Cristina Rios
Dezembro de 2022

Posfácio 1

É com grande prazer que, a convite da Professora Izabel Rios, venho me juntar à celebração dos dez anos da rica história do Núcleo Técnico e Científico de Humanização - NTH (ou, simplesmente, Núcleo de Humanização), para cujo processo de construção tive o privilégio de contribuir, desde 2012, na condição de representante da Superintendência do Hospital das Clínicas da Faculdade de Medicina da Universidade de São Paulo (HCFMUSP).

Recordo-me de que, nos idos de 2009 e 2010, a Professora Izabel e eu fizemos parte de um pequeno grupo de discussão, organizado pelo Professor Marcos Boulos (então Diretor da FMUSP), que tinha como tema a Humanização na área da saúde (envolvendo os pilares da prestação de serviços, o ensino e a pesquisa) e os desafios a serem superados para a institucionalização de sua prática em uma organização tão grande e tão complexa como o é o sistema FMUSPHC. Na ocasião, mal era possível vislumbrarmos a dimensão do quanto se conseguiria avançar na década seguinte.

Com a assunção do mandato da nova Diretoria da FMUSP (Professor Giovanni Guido Cerri), no final de 2010, bem como do novo Conselho Deliberativo do HCFMUSP, passei a atuar, a partir de fevereiro de 2011, na Assessoria Técnica da Superintendência do Hospital, liderada pelo Dr. Marcos Fumio Koyama (Superintendente) e pelo Engenheiro Antonio José Rodrigues Pereira (então Chefe de Gabinete e, a partir de maio de 2014, Superintendente), em cuja gestão, conhecida como "Brilho nos Olhos", buscou-se estimular as lideranças e todos os profissionais a desenvolver o "orgulho de fazer o melhor para as pessoas" (posteriormente, ampliado para "orgulho de fazer o melhor para as pessoas, com as pessoas").

No âmbito da FMUSP, o futuro da instituição passou a ser discutido e planejado no âmbito do assim chamado "Projeto 2020", tendo a Humanização como um dos seus temas estratégicos, sob a coordenação das Professoras Linamara Rizzo Battistella e Izabel Rios.

Assim, com o apoio da alta direção do sistema FMUSPHC, foi enfrentado o desafio de elevar a Humanização à condição de política institucional estratégica, implementando as condições objetivas e subjetivas para, com a união dos esforços dos grupos de trabalho já existentes nas diversas unidades do sistema, constituir o NTH, em 2012, e promover a ativação corporativa da Humanização, na FMUSP e no HCFMUSP.

Para tanto, foi fundamental contar com a liderança da Profa. Izabel Rios e com o decisivo apoio da Diretoria da FMUSP (então representada pelo Professor José Otávio da Costa Auler Filho, na condição de Vice-Diretor no exercício da Diretoria), bem como da Diretoria Clínica (na pessoa da sua Diretora, Professsora Eloisa Silva Dutra de Oliveira Bonfá) e da Superintendência do HCFMUSP.

Cabe ainda dar relevo ao fato de que, em harmonia com o Projeto 2020, a Humanização passou a compor um dos Eixos Estratégicos abordados pelo encontro anual de Planejamento Estratégico do HCFMUSP, denominado "Workshop Brilho nos Olhos".

Desde sua formação, a equipe do NTH tem trabalhado com uma rede colaborativa (Rede Humaniza), constituída pelo próprio Núcleo e pelos Grupos de Trabalho de Humanização (GTHs) das unidades que fazem parte do Sistema HCFMUSP. Ademais, por meio da Comissão de Humanização, formalizou-se o encontro periódico do NTH com os representantes dos

GTHs, Ouvidoria Geral, Núcleo de Gestão de Pessoas (NGP), Superintendência, Diretoria Clínica e usuários, visando promover gestão participativa, discussão de diretrizes institucionais de humanização, compartilhamento de boas práticas e acompanhamento periódico das ações efetuadas e resultados obtidos em cada unidade da rede.

Outra ação de destaque do NTH e da Rede Humaniza consistiu na organização e exitosa realização, em 2014, do Congresso Internacional de Humanidades e Humanização em Saúde, uma iniciativa conjunta da FMUSP e do HCFMUSP, que reuniu 1.031 participantes, com o principal objetivo de promover a discussão sobre a humanização nos serviços de saúde e o papel das humanidades no ensino dos profissionais da área de saúde.

Por fim, mas não menos importante, deve-se destacar, neste momento de celebração, a extrema relevância da atuação do NTH e dos GTHs, a partir de março de 2020, no enfrentamento da pandemia de covid-19, com a implementação de múltiplas iniciativas, que buscaram trazer, e trouxeram, conforto e apoio solidário para pacientes, familiares e profissionais de todo o sistema FMUSPHC.

Parabéns, Professora Izabel Rios e equipe do Núcleo de Humanização!!

Longa vida ao Núcleo de Humanização!!

Massayuki Yamamoto
Assessor Técnico da Superintendência

Posfácio 2

Eu sempre soube que queria fazer a diferença na vida das pessoas. Por isso, decidi seguir uma carreira na área da Saúde, como Cirurgião Dentista. Após um início de carreira um tanto desastrado, por um feliz lampejo do destino, tive a alegria de ingressar na Divisão de Medicina de Reabilitação do Hospital das Clínicas da FMUSP em 2001, um dos mais renomados hospitais do país.

No início, eu estava entusiasmado com a minha escolha de carreira, mas logo percebi que havia muita coisa a ser aprendida. Aquele mundo era um tanto distinto de um consultório, era mais complexo e desafiador, e muitas coisas não faziam sentido naqueles momentos iniciais.

Mas um processo de mudança iniciou-se quando fui convidado para participar do HumanizaHC, em 2003, que, àquela altura, tinha a responsabilidade de implementar as diretrizes de Humanização no Complexo. De repente, a atmosfera mudou completamente. Um universo de questões começou a surgir e se conectava em premissas fundamentais para o sucesso de um sistema de saúde, que por sua vez tinham o ser humano como ponto focal.

Foi neste solo que brotou meu desejo por entender o funcionamento de todo este sistema, que me fez entender que a gestão implementada em pilares sólidos de valores e princípios era a chave para a transformação do cuidado centrado no indivíduo e, assim, produzir uma assistência digna, justa e consciente.

O golpe definitivo se deu com a criação de um novo grupo de trabalho, implementado em 2007 pela Professora Linamara Battistella. Neste grupo, que tinha por missão revisitar os processos de Humanização no HC, conheci uma equipe brilhante! Em especial a Professora Izabel Rios, com quem estabeleci profunda parceria e admiração.

Este novo embrião ressignificou a Humanização, apoiando nosso HC nas profundas mudanças que se tornavam necessárias para enfrentar os desafios futuros e, quem diria, a maior pandemia do século. Processos foram gerados, resultados demonstrados, criada a RedeHumaniza e o Núcleo Técnico e Científico de Humanização. Hoje, sem dúvidas, somos o maior polo gerador de conhecimento e políticas institucionais de Humanização, uma inspiração para o SUS e para o mundo!

Ao longo desta jornada, novos desafios profissionais me foram apresentados e acabei me desligando deste time, que hoje é muito maior, capacitado e competente, mas deixei por lá parte de minha energia e história, além de grandes amizades e o orgulho por ter feito parte!

Hoje, mais do que nunca, compreendo que esta incrível trajetória da Humanização no HC colaborou para a transformação não apenas da vida dos pacientes, mas também de toda a comunidade de colaboradores e da minha própria. Eu sou grato por ter tido a oportunidade de fazer alguma diferença e tenho certeza de que o NTH continuará a inspirar gerações de profissionais sendo a grande referência para a saúde de nosso país.

Fabio Pacheco Muniz de Souza e Castro
Diretor Executivo do Instituto de Reabilitação Lucy Montoro